红豆杉紫杉醇与黄酮的积累规律及其调控机制研究

李艳艳◎著

郑州大学出版社

图书在版编目(CIP)数据

红豆杉紫杉醇与黄酮的积累规律及其调控机制研究 /
李艳艳著. -- 郑州 : 郑州大学出版社,2025. 2
ISBN 978-7-5773-0531-8

Ⅰ. R979.1;O626.31

中国国家版本馆 CIP 数据核字第 20241A1M77 号

红豆杉紫杉醇与黄酮的积累规律及其调控机制研究
HONGDOUSHAN ZISHANCHUN YU HUANGTONG DE JILEI GUILÜ JIQI TIAOKONG JIZHI YANJIU

策划编辑	李龙传		封面设计	苏永生
责任编辑	白晓晓		版式设计	苏永生
责任校对	吕笑娟　何鹏彬		责任监制	朱亚君

出版发行	郑州大学出版社		地　　址	河南省郑州市高新技术开发区长椿路 11 号(450001)
出版人	卢纪富			
经　销	全国新华书店		网　　址	http://www.zzup.cn
印　刷	郑州市今日文教印制有限公司		发行电话	0371-66966070
开　本	787 mm×1 092 mm　1 / 16			
印　张	12.25		字　　数	209 千字
版　次	2025 年 2 月第 1 版		印　　次	2025 年 2 月第 1 次印刷

书　号	ISBN 978-7-5773-0531-8		定　价	89.00 元

内容简介

本书由国家自然科学基金项目、河南省自然科学基金面上项目与河南省科技攻关计划项目资助。

红豆杉为裸子植物门红豆杉科多年生常绿乔木或灌木,该植物的树皮、枝叶和树根均可入药,集药用、材用、观赏和科研价值于一身。本书主要介绍红豆杉紫杉醇与黄酮的研究现状,不同季节、不同生长年限的红豆杉属植物中国红豆杉、南方红豆杉、曼地亚红豆杉、东北红豆杉不同部位的紫杉烷类化合物含量等的分析,黄酮的提取工艺、脱色工艺、抗氧化活性等的研究,以及中国红豆杉不同组织部位与剥皮再生过程中紫杉醇与黄酮生物合成调控机制的研究等内容。

本书适用于药用植物学、生药学和天然药物化学等相关领域的专业人员,以及对药用植物红豆杉感兴趣的人员阅读使用。

在浩瀚的自然界中,每一株植物都蕴藏着生命的奥秘与自然的智慧,而红豆杉这一古老而神秘的裸子植物,更是以其独特的药用、材用、观赏及科研价值,在生物多样性的宝库中熠熠生辉。红豆杉隶属于裸子植物门红豆杉科,是地球上历经沧桑、见证岁月变迁的活化石之一。其树干挺拔,枝叶繁茂,不仅为山林增添了一抹翠绿,还因其全株皆可入药的特性,成为中医药宝库中的瑰宝。从树皮到枝叶,从树根至果实,每一部分都蕴含着丰富的化学成分,尤其是紫杉醇与黄酮类化合物,更是医药界关注和研究的焦点。紫杉醇作为一种广谱抗癌药物,其发现与应用,无疑是现代医药史上的一座里程碑;而黄酮类化合物,以其卓越的抗氧化、抗炎、抗肿瘤、抑菌等生物活性,为人类的健康保健与疾病防治提供了新的研究思路与方向。

本书系统地梳理了红豆杉紫杉醇与黄酮的研究现状,不仅深入剖析了中国红豆杉、南方红豆杉、曼地亚红豆杉、东北红豆杉等不同种类间紫杉烷类与黄酮类化合物含量的差异,还细致探讨了不同部位、不同季节、不同生长年限对紫杉烷类与黄酮类化合物积累及生物合成调控的影响。这不仅是对自然界规律的一次深刻洞察,更是为药用植物资源的可持续利用与深度开发提供了科学依据。尤为值得一提的是,本书还详细阐述了黄酮的提取工艺、脱色工艺及抗氧化活性的研究,这不仅是对传统提取技术的优化与创新,更是对天然药物化学领域的一次有力推动。同时,本书中关于中国红豆杉不同组织部位与剥皮再生过程中紫杉醇与黄酮生物合成调控机制的探讨,更是将我们的研究视角从表象深入到基因与分子层面,为理解植物次生代谢产物的形成与调控机制开辟了新的视角。因此,本书不仅是药用植物学、生药学和天然药物化学等专业人员的宝贵参考，更是对红豆杉这一神奇植物充满好奇与热爱的广大读者的知识盛宴。它将以科学的视角、严谨的态度、丰富的数据，带领每一位读者走进红豆杉的奇妙世界，共同领略自然界的鬼斧神工与生命科学的无限魅力。

本书犹如一把钥匙，引领我们深入探索红豆杉这一生命奇迹的广阔天地，揭开其背后隐藏的化学奥秘与生物合成机制。我衷心希望本书的出版能够激发更多人对红豆杉及其他药用植物研究的兴趣与热情，推动相关领域的不断进步与发展，为人类的健康事业贡献更多的智慧与力量。

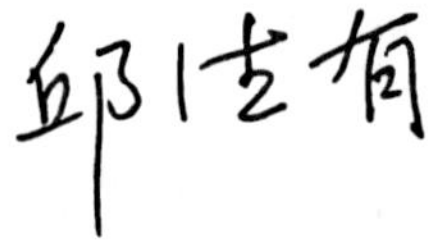

邱德有

中国林业科学研究院

2024 年 12 月

红豆杉为裸子植物,多年生常绿乔木或灌木,是远古第四纪冰川后遗留下来的珍稀的药用植物,在地球上已有约 250 万年的历史,被称为植物王国的"活化石",集药用、材用、观赏和科研价值于一身。红豆杉属包含 15 种,在我国境内分布的红豆杉有 4 种 1 变种。但按目前报道所采用的 DNA 条形码技术、物种分布区模拟和谱系地理学等方法进行分类,我国有 10 种红豆杉,主要分布在我国华中、华南、华北、西南、西北和东北地区。其中保康红豆杉雄株上有部分枝条发育成雌性枝条或雌雄球花在同一果枝上,呈现雌雄同株现象。

红豆杉的根、茎、枝和叶中的主要成分为紫杉烷类、黄酮类、糖苷类、倍半萜类等。

紫杉烷类化合物中的紫杉醇(Paclitaxel,商品名为 Taxol)主要是从红豆杉树皮(以韧皮部为主)中分离提取到的复杂的二萜类物质,目前被广泛应用于肺癌、乳腺癌、卵巢肿瘤的治疗中,此外,紫杉醇对结肠癌、肺癌、黑色素瘤及淋巴瘤等也表现出较好的治疗作用。作为抗肿瘤新药,紫杉醇、多西他赛(docetaxel)、卡巴他赛(cabazitaxel)如今已在临床中广泛应用。紫杉醇一直是最畅销的天然抗肿瘤药物之一,该药物的广泛应用带来了严重的供需问题。目前,紫杉醇的生产已不能满足日益增长的市场需求,人们应该考虑采用新颖的技术方法增加紫杉醇的供应,如红豆杉细胞培养、代谢工程和生物合成等。这对于探索紫杉醇的替代生产方法、阐明紫杉醇的生物合成调控至关重要,需开展更多的研究来深入剖析。

黄酮类化合物是一类普遍存在于植物界的低分子多酚类物质,在大多数植物体内是必不可少的,对植物的生长、发育、开花、结果,以及抑菌、预防疾病等方面有着重要的作用。黄酮类化合物具有抑制血小板活化因子、扩张血管、抗病毒、抑菌、抗氧化、抗肿瘤和延缓衰老等功效,饮食中适当增加含有黄酮类化合物的蔬菜、水果，可明显减少慢性疾病甚至肿瘤的发生。多酚类物质中的原花青素已被广泛应用于食品、药品、保健品和化妆品等诸多领域。红豆杉中黄酮类化合物有橙皮素、槲皮素、金松双黄酮、银杏双黄酮、穗花杉双黄酮等。研究发现，中国红豆杉、南方红豆杉、东北红豆杉与曼地亚红豆杉中的总黄酮提取液有自由基清除能力，云南红豆杉中提取到的金松双黄酮等总黄酮提取物对肝癌 HePG2 细胞、肺癌 A549 细胞、白血病 K562 细胞都有一定程度的抑制作用。总黄酮具有多种生物学活性，仅开发树皮易造成红豆杉资源匮乏。相比之下，红豆杉的枝、叶属于可再生资源，因此，开展针对红豆杉枝、叶中总黄酮的提取工艺、抗氧化活性与黄酮生物合成调控机制的相关研究，在生物医药等领域有较大的潜力价值，同时，也可实现药用植物资源的可持续利用。

在编写过程中，承蒙中国林业科学研究院林业研究所研究员邱德有的倾心指导和帮助，以及平顶山学院副院长杨风岭与教师王俊青、张利芳在研究工作上不遗余力的支持，在此向他们表示衷心的感谢！同时，感谢国家自然科学基金项目、河南省自然科学基金面上项目与河南省科技攻关计划项目对本书出版的资助，感谢郑州大学出版社为本书的出版提供了便利条件，最后向所有被引用文献的作者表示诚挚的谢意！

本书不仅是众多科研成果的最新展示，同时也为红豆杉相关研究领域的交流提供了资料。需要特别指出的是，尽管编写者竭尽心智，精益求精，但由于学术水平和编写能力有限，不当和遗漏之处在所难免，敬请广大读者提出宝贵的意见和建议。

李艳艳

2024 年 10 月

目录

第 1 章

绪 论

1.1 红豆杉简介

红豆杉属(*Taxus*)植物为裸子植物门(Gymnospermae)红豆杉科(Taxaceae)多年生常绿乔木或灌木,是远古第四纪冰川后遗留下来的珍稀药用植物,在地球上已有约 250 万年的历史,被称为植物王国的"活化石",集药用、材用、观赏和科研价值于一身,素有"植物黄金"之称。红豆杉属包含 15 种,在我国境内分布的红豆杉有 4 种 1 变种,分别是中国红豆杉(*Taxus chinensis* Florin)、东北红豆杉(*Taxus cuspidata* Sieb. et Zucc.)、云南红豆杉(*Taxus yunnanensis* W. C. Cheng et L. K. Fu)、西藏红豆杉(*Taxus wallichiana* Zucc.),以及变种南方红豆杉(*Taxus chinensis* var. mairei L. K. Fu & Nan Li)。但按目前报道所采用的 DNA 条形码技术、物种分布区模拟和谱系地理学等方法进行分类,我国有 10 种红豆杉,主要分布在我国华中、华南、华北、西南、西北和东北地区。中国红豆杉是中国特有物种,在四川、湖北西部、陕西南部、甘肃南部等地均有分布。还有天然杂交品种曼地亚红豆杉(*Taxus media* Rehd),它是由东北红豆杉和欧洲红豆杉(*Taxus baccata*)杂交而成,适应性强,生长速度快。研究发现,曼地亚红豆杉的新鲜枝叶中,紫杉醇的含量也普遍在 0.01% 以上,这一特性赋予了它较高的使用价值。值得一提的是,我国科研人员已经成功选育出了曼地亚红豆杉的新品种——"紫科 1 号",这一成果为紫杉醇的提取与应用开辟了新的途径。

红豆杉球花单性,雌雄异株,叶呈线形或披针形,种子呈浆果或核果状,全部包于杯状肉质假种皮中。但保康红豆杉(*Taxus chinensis* f. baokangsis)与变种南方红豆杉的主要区别在于保康红豆杉雄株上有部分枝条发育成雌性枝条或雌雄球花在同一果枝上,呈现雌雄同株现象。后续研究发现,保康红豆杉和南方红豆杉大孢子母细胞和小孢子母细胞蕴含大量的遗传信息,是性别分化的重要步骤;高含量的脱落酸(ABA)和油菜素内酯类化合物(BR)可促进保康红豆杉和南方红豆杉大孢子叶球的发育,低含量的赤霉素4(GA4)可促进小孢子叶球的发育;高含量的细胞分裂素(CTK)、吲哚乙酸(IAA)、赤霉素3(GA3)和茉莉酸甲酯(MJ)有助于促进保康红豆杉大孢子叶球的发育。

红豆杉喜欢湿润的环境与凉爽的气候,耐寒和耐阴性较高,是典型的阴性树种,生长在具有丰富腐殖质的、排水性能强的酸性沙质黄壤中,但也能生长于其他类型的土质中,如中性土、钙质土。红豆杉木材密度高,质地坚硬,湿胀性及干缩性小,可用作优良木材。在研究中发现,作为生态植物和养生植物的红豆杉,不仅可以用作园林绿化,还可以用作室内盆景,起着净化、改善空气和观赏的作用。

红豆杉别名有紫杉、赤柏松、胭脂柏、米树、红豆树、美丽红豆杉、红叶水杉、臭榧等。传统中医学认为,该植物的树皮、枝叶和树根均可入药,它的药用作用可以在多部中医典籍中得到考证。《本草推陈》描述"紫杉,用皮易引起呕吐,用木部及叶则不吐,且利尿、通经,治肾脏病、糖尿病"。《中药大辞典》与《中华本草》记载红豆杉通经、利尿、消肿、驱虫、治积食,主要用于肾炎、糖尿病的治疗,用法为"紫杉叶1~2钱,小枝3~5钱,煎汤内服,治疗糖尿病"。《中国植物志》描述"红豆杉木材、枝叶、树根、树皮能提取紫杉素,可治糖尿病;叶有毒,种子的假种皮味甜可食"。《生药学》描述"红豆杉枝叶或树皮性平,味淡,能利尿消肿、温肾通经,用于肾炎水肿、小便不利、糖尿病、月经不调等症,对肿瘤有抑制作用;用量为叶3~6 g,小枝9~15 g"。

红豆杉的根、茎、枝和叶中的主要成分为紫杉烷类、黄酮类、糖苷类、倍半萜类等。近年来人们对红豆杉中化学物质的药理作用进行了相关的研究,发现其挥发性成分可以用于降血压和抑菌,黄酮类化合物、生物碱、酚类化合物可以用于抗氧化,多糖可以用于抗阿尔茨海默病和治疗糖尿病,多元醇可以促进抗炎细胞因子的释放等。

1.2 紫杉醇的研究

1.2.1 紫杉醇的概况

红豆杉主要成分中研究最深入的是紫杉醇。Wani 等在 1971 年从短叶红豆杉(*Taxus brevifolia*)树皮中分离提取出一种具有显著抗肿瘤活性的天然物质——紫杉醇,它是目前最具抗肿瘤活性的天然化合物之一。紫杉醇在红豆杉植物全株均有分布,但不同部位的含量差异较大。

红豆杉中除了紫杉醇之外,还含有上百种紫杉烷二萜类化合物。在这些紫杉烷类化合物中,三尖杉宁碱与紫杉醇的结构十分相似,也具有较强的抗肿瘤活性。紫杉醇是从红豆杉树皮(以韧皮部为主)中分离提取的复杂的二萜类物质(占树皮干重的 0.01%~0.02%)。在研究中发现,紫杉醇与细胞微管蛋白结合而具有细胞毒性,与此同时,紫杉醇又能稳定细胞微管防止解聚,可使微管蛋白和组成微管的微管蛋白二聚体失去动态平衡,阻断细胞周期在 G2/M 期,导致细胞分裂停止而死亡,从而达到抗肿瘤的作用。目前,紫杉醇被广泛应用于肺癌、乳腺癌、卵巢肿瘤等多种癌症的治疗中,并且对结肠癌、肺癌、黑色素瘤及淋巴瘤等也表现出良好的治疗效果,紫杉烷类抗肿瘤药物如紫杉醇、多西他赛、卡巴他赛已在临床中广泛应用。此外,紫杉醇一直是最畅销的天然抗肿瘤药物之一,该药物的广泛应用带来了严重的供需问题。现如今,人们获得紫杉醇的途径主要有两种:一种是通过紫杉属的树皮或针叶直接提取;另一种是以提取的中间体巴卡亭Ⅲ或 10-去乙酰基巴卡亭Ⅲ(10-DAB)进行人工半合成。然而,现状是不是不能工业化生产,就是合成的前体量离合成紫杉醇的所需量还有很大的距离,成本较高。目前,紫杉醇的生产已不能满足日益增长的市场需求,应该考虑采用新颖的技术方法增加紫杉醇的供应,如红豆杉悬浮细胞在不同条件下培养、代谢工程和生物合成等。这对于探索紫杉醇的替代生产方法、阐明紫杉醇的生物合成调控至关重要。

1.2.2 紫杉醇的生物合成途径

紫杉醇是一种具有抗肿瘤活性的三环二萜化合物。在植物次生代谢中异戊二烯是合成所有萜类化合物的通用前体,目前研究认为,它在体内主要经甲羟戊酸(MVA)途径和甲基赤藓醇-4-磷酸(MEP)途径生成。

目前已有相关实验证明紫杉醇的合成分 4 个步骤。①合成前体物质二甲基烯丙基焦磷酸盐(DMAPP)和异戊烯焦磷酸(IPP):这 2 种前体物质主要通过 2 种途径合成,即甲羟戊酸途径和甲基赤藓醇-4-磷酸途径。②形成紫杉烷母核结构:以植物初级代谢产物香叶基香叶基焦磷酸(GGPP)为底物,在限速酶紫杉二烯合酶(TS)的催化作用下形成具有三环结构的紫杉烷母核。③修饰紫杉烷母核:紫杉烷母核经过多种酶氧化、酰基化及羟基化等作用,产生一系列紫杉烷中间体,最终生成合成紫杉醇的前体巴卡亭Ⅲ。④侧链生成:以巴卡亭Ⅲ为底物,在酰基转移酶作用下组装侧链,最终生成紫杉醇。见图 1-1。

(1) 紫杉烷母核的生物合成

在植物界中,所有的萜类化合物都来自普通植物前体 DMAPP 和 IPP。这 2 种关键前体物质可通过 2 种生物途径合成,即 MVA 途径和 MEP 途径。在紫杉醇的合成路径中,1 分子 DMAPP 与 3 分子 IPP 在香叶基香叶基焦磷酸合成酶(GGPPS)的催化作用下合成 GGPP,随后在 TS 的催化作用下,GGPP 进一步转化为紫杉醇的基本骨架。紫杉醇骨架的形成仅是复杂合成过程的第一步,之后还需经历一系列复杂的化学反应才能最终形成紫杉醇分子。值得注意的是,至今仍有至少 3 个阶段的酶催化机制尚未完全明确,这揭示了紫杉醇生物合成途径的复杂性和研究的持续挑战性。

MVA 途径主要发生在胞质。如图 1-1 所示,以乙酰辅酶 A 为代谢反应物,在乙酰辅酶 A 乙酰转移酶(AACT)的催化作用下合成乙酰乙酰辅酶 A,进而在 3-羟基-3-甲基戊二酰辅酶 A 合成酶(HMGS)的作用下合成羟甲基戊二酰辅酶 A(HMG-CoA),经 3-羟基-3-甲基戊二酰辅酶 A 还原酶(HMGR)生成 MVA。HMGR 为 MVA 途径的限速酶。MVA 经甲羟戊酸激酶(MVK)、甲羟戊酸磷酸激酶(PMK)、甲羟戊酸焦磷酸脱羧酶(MVD)的一系列催化作用下合成 IPP,IPP 在异戊烯基焦磷酸异构酶(IDI)的催化作用下合成 DMAPP。

MEP 途径主要发生在质体。如图 1-1 所示,以甘油醛-3-磷酸和丙酮酸为代谢反应物,在 1-脱氧-D-木酮糖-5-磷酸合成酶(DXS)的催化作用下缩合成1-脱氧-D-木酮糖-5-磷酸(DXP),此为限速反应。MEP 途径中还有一个限速反应是 1-脱氧-D-木酮糖-5-磷酸还原酶(DXR)催化 DXP 生成 MEP。MEP 经过一系列反应得到 1-羟基-2-甲基-2-E-丁烯基-4-焦磷酸(HMBPP),最后经过 1-羟基-2-甲基-2-E-丁烯基-4-焦磷酸还原酶(HDR)催化生成 IPP 和 DMAPP。IPP 又可在 IDI 的催化作用下,生成 IPP 的同分异构体 DMAPP,并处于化学平衡状态。

IPP 和 DMAPP 在 GGPPS 等酶的催化作用下经一系列反应生成二萜类化合物的合成前体 GGPP,GGPP 在限速酶 TS 的催化作用下生成具有三环结构的紫杉烷母核。GGPP 环化生成紫杉二烯[taxa-4(5),11(12)-diene]之后,又以紫杉二烯为底物,经多步酶促反应,合成大量不同的紫杉烷类化合物。

(2)紫杉醇侧链的生物合成

紫杉醇的化学结构非常复杂,由 1 个八元碳环连接 2 个六元碳环形成核心骨架,骨架上连接多个官能团与侧链,最终构成紫杉醇的化学结构。

如图 1-1 所示,紫杉醇的合成途径非常复杂,需要多种限速酶、酰基转移酶、羟基转移酶、剪切酶等酶的参与,并且有多种转录因子参与调节过程。有趣的是,众多学者通过实验猜想,紫杉醇的生物合成途径不是线性的,而可能是一个具有多个公共节点的吻合路。这个由复杂生物合成的网络,加之不明确的反应顺序和难以获取的紫杉烷基前体,大大增添了探寻紫杉醇合成途径的挑战和乐趣。从GGPP 合成开始到最终合成紫杉醇约需 20 步酶促反应,其中有 8 步是羟基化反应,经过这些羟基化反应的产物,又在细胞色素 P450(CYP450)单加氧酶以及多种酰基转移酶的参与下,合成 2-去苯甲酰基紫杉烷,2-去苯甲酰基紫杉烷又经过一系列反应生成巴卡亭Ⅲ(巴卡亭Ⅲ是生成紫杉烷的关键中间体)。

紫杉醇侧链的合成主要分为 2 步。首先,α-苯丙氨酸在苯丙氨酸氨基变位酶(PAM)的作用下生成 β-苯丙氨酸,β-苯丙氨酸和辅酶 A(CoA)在 β-苯丙氨酸-辅酶 A 连接酶(PCL)的作用下连接生成 β-苯丙氨酸辅酶 A。然后,β-苯丙氨酸辅酶 A 与巴卡亭Ⅲ在 3-氨基-3-苯丙酰基转移酶(BAPT)的作用下生成 β-苯丙氨酰基-巴卡亭Ⅲ,经过多步反应,再在3′-N-去苯甲酰-2′-脱氧紫杉醇-N-苯甲酰基转移酶(DBTNBT)的催化作用下,形成紫杉醇的基本结构。

(3)紫杉醇生物合成途径中羟基化酶的研究发展

紫杉醇的生物合成途径中,约需要20步的酶促反应,其中约有一半的反应为羟基化反应。细胞色素P450单加氧酶最早是从短叶红豆杉和东北红豆杉中发现的,到目前为止,已经克隆出来的羟基化酶基因有 T2OH、T5OH、T7OH、T10OH、T13OH 和 T14OH。虽然已经从红豆杉中克隆出来了6个羟基化酶基因,但是仍然有 C1 位、C9 位和侧链 C2 位的羟基化酶基因未能克隆出来。但最新研究成功鉴定了合成紫杉醇所需的 4 个新基因,即 C4β-C20 环氧化酶、紫杉烷 1β-羟基化酶(T1βOH)、紫杉烷 9α-羟基化酶(T9αOH)和紫杉烷 9α-双加氧酶,从而确定了当前紫杉醇生物合成途径中的缺失步骤。通过本氏烟草中的异源表达,研究人员进一步证实了这些缺失酶的活性,表明了这 4 个基因是烟草中异源生成关键中间体巴卡亭Ⅲ的最小基因集。

(4)紫杉醇生物合成途径中酰基转移酶的研究发展

参与紫杉醇生物合成途径的酰基转移酶共有 5 个,即紫杉醇 5α-O-乙酰基转移酶(TAT)、紫杉烷 2α-O-苯甲酰基转移酶(TBT)、10-去乙酰基巴卡亭Ⅲ-10-O-乙酰基转移酶(DBAT)、BAPT、DBTNBT,其中 BAPT 是紫杉醇骨架与 C13 侧链结合处的催化酶。

据 2023 年报道,有研究在欧洲紫杉细胞内发现并克隆出 PCL,且该研究鉴定了紫杉醇生物合成最后步骤所需的酶类,并发现红豆杉中的 PCL TAAE,其中,TAAE16 的过表达可在烟草中将巴卡亭Ⅲ转化为紫杉醇,从而建立了异源合成紫杉醇的最小途径。

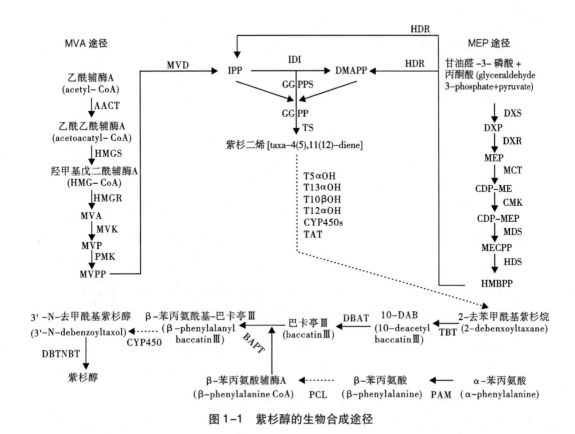

图1-1 紫杉醇的生物合成途径

1.3 黄酮的研究

1.3.1 黄酮类化合物的概况

黄酮类化合物是将2-苯基色原酮作为母核,将2个带有酚羟基的苯环用中央三碳原子作为媒介相互连接而产生的化合物。据不同的氧化程度和取代基位置,黄酮类化合物可分为黄酮、黄酮醇、黄烷酮、黄烷醇、查耳酮、异黄酮、二氢黄酮醇、橙酮、花青素及原花青素等。黄酮类化合物主要以结晶性固体的形式存在于自然界中,也有少部分为无定型粉末。

黄酮类化合物显色情况与分子中是否存在交叉共轭体系及助色团(—OH、—OCH₃等)的种类、数目及取代位置有关。如黄酮、黄酮醇及其苷类多显灰黄色至黄色;查耳酮为黄色至橙黄色;二氢黄酮、二氢黄酮醇、异黄酮等,因苦龙胆酯苷不具有或具有较少的交叉共轭体系或共轭链短而不显色(二氢黄酮及二氢黄酮醇)或显微黄色(异黄酮)。黄酮类化合物也是影响植物色泽变化的重要成分。树皮的颜色是影响观赏和经济价值的关键因素,在中国红豆杉剥皮再生发育过程中,因该重要成分发生了变化,再生组织的颜色也随之发生了变化。

黄酮类化合物是一类普遍存在于植物体内的低分子多酚类物质,在植物体内多以游离态或与糖结合成苷类的形式存在。黄酮类化合物在大多数植物体内是必不可少的,它在植物的生长、发育、开花、结果,以及抑菌、预防疾病等方面有着重要的作用。研究表明,黄酮类化合物具有抑制血小板活化因子、扩张血管、抗病毒、抑菌、抗氧化、抗肿瘤和延缓衰老等功效,具有显著的保健、治疗作用,根据流行病学研究,人类饮食中适当增加含有黄酮类化合物的蔬菜、水果,可明显减少慢性疾病,甚至肿瘤的发生。多酚类物质如原花青素已被广泛应用于食品、药品、保健品和化妆品等诸多领域。

红豆杉中黄酮类化合物有橙皮素、槲皮素、金松双黄酮、银杏双黄酮、穗花杉双黄酮等。研究发现,东北红豆杉茎中富含具有抗氧化性的黄酮类化合物;曼地亚红豆杉枝叶中的总黄酮提取液具有自由基清除能力,该能力会随着总黄酮质量浓度的升高而提升;云南红豆杉中提取到的金松双黄酮等总黄酮提取物对肝癌 HePG2 细胞、肺癌 A549 细胞、白血病 K562 细胞都有一定程度的抑制作用,而且抑制效果与总黄酮提取物的浓度成正比。

总黄酮具有多种生物学活性,仅开发树皮易造成红豆杉资源匮乏。相比之下,红豆杉的枝、叶属于可再生资源,因此,开展枝、叶类的相关研究,在生物医药等领域具有较大的潜力价值,同时,也可实现药用植物资源的可持续利用。

1.3.2　黄酮的提取方法

对于植物中的黄酮提取来说,其最大的影响因素就是植物细胞壁,它阻碍了黄酮类化合物的溢出,使得提取过程变得困难,因此若想提高黄酮的提取含量,就必须破坏植物细胞壁,而破坏细胞壁的方法主要有机械破碎、化学处理、生物酶降解,以及溶胀和自胀。在日常的植物黄酮提取中,常用的提取方法有溶剂水浴加热回流法、超声波提取法、微波提取法、酶解法、热压流体萃取法等。

（1）溶剂水浴加热回流法

溶剂水浴加热回流法是根据药用植物中各组分在提取溶剂中的极性不同，选用对有效成分提取率最大的溶剂，进行加热回流提取，使有效成分溶解到溶剂的方法。该方法耗能低，操作简便，操作过程具有安全性。常用的提取溶剂有乙醇、甲醇、丙酮等。以乙醇为溶剂是一种很常用的提取方法，已广泛用于植物中黄酮的提取，如欧阳平、王昕等利用溶剂热回流提取方法对苦荞麦粉中黄酮类化合物进行了提取研究。

（2）超声波提取法

超声波提取法是利用超声波产生的机械效应，将能量传递给提取溶剂和药材，使它们产生高速运动，破坏药材细胞结构，使溶剂渗透到药材细胞中，从而提取出有效成分的方法。该方法缩短了提取时间，具有提高提取率、节约成本等优点，如孙琼等以杏鲍菇为原料，利用超声波辅助、响应面法优化的方法提取其黄酮类化合物；王飞等以青扦针叶为原料，利用超声波提取其黄酮类化合物，得出的总黄酮含量为 41.19 mg/g。

（3）微波提取法

微波提取法利用微波使天然产物细胞分离的原理，使溶剂与细胞接触面积增大，目标萃取产物的释放快速且完全。此方法具有安全稳定、操作简便等优点，且在一定形式上缩短了提取时间，如冯靖以微波提取法探讨银杏叶最佳微波提取工艺；阮尚全等以茶树叶为提取原料，采用微波提取法，通过单因素实验和正交实验来获得黄酮的最佳提取工艺条件，实验时主要运用极性分子与磁场的作用使黄酮快速地溢出。

（4）酶解法

酶解法是在提取总黄酮过程中利用活性酶来破坏植物体细胞壁，降低有效成分从细胞内向提取溶剂扩散时的阻力，从而使黄酮类化合物从细胞内释放，提高提取率的方法。这种提取方法主要是利用酶的专一性和高效性来破坏植物细胞壁，释放被其包围的黄酮类化合物。

此方法有许多优点,如无需在高温的情况下提取,保护了活性物质的结构且提取效率明显提高。如杨云龙等研究酶解法中各因素对黄酮类化合物提取率的影响。张晓娟等研究复合酶预处理法对银杏叶总黄酮提取的影响,发现在酶种类为复合酶(纤维素酶:果胶酶=1:1)的条件下,总黄酮的提取率为1.96%,表明复合酶预处理法有利于银杏叶中有效成分的溶出。袁秀平等研究分别在不加酶、纤维素酶辅助和复合酶辅助3种条件下,对柿叶中黄酮类化合物进行提取,发现其提取率在复合酶辅助下最高。此方法虽然在很大程度上提高了黄酮类化合物的提取量,但成本相对较高。

(5)热压流体萃取法

热压流体萃取法是一种常用的植物中生物活性物质的萃取方法,因其具有便宜、环保、快速等优点而被广泛运用在植物的黄酮提取中,如 Xi J 等运用加压液体提取法提取槐花中黄酮类化合物,并利用其他技术优化提取工艺。此法适用于实验室规模,不适用于大批量样品的提取。袁亚光以牡丹鲜花为原料,运用超高压提取法制备牡丹花提取物,并对其黄酮含量进行了测定。万新焕等通过对几种黄酮类化合物提取方法的比较,对所使用的提取方法的优缺点做了总结。

1.3.3 黄酮的脱色工艺

黄酮类提取物因含有过多的杂质而呈现深绿色,这对成品的外观及其质量产生了较为严重的影响。为进一步挖掘其研究和经济价值,需要对总黄酮提取液进行脱色,因此,黄酮脱色工艺的研究就显得尤为重要。目前常用的脱色方法包括活性炭脱色法、双氧水氧化法、大孔树脂法等。双氧水氧化法虽然可以以其较强的氧化性破坏色素结构而达到脱色效果,但同时会对有效成分产生较大的影响,因而应用范围有限。相对来说,活性炭因其价格低廉、原材料丰富、具有强吸附性、对有效成分的结构不造成影响而被广泛使用。

(1)活性炭脱色法

活性炭脱色法为常用脱色工艺,污染小、工艺简单、成本低、吸附量大,适合工业化生产的需要,其脱色效果与活性炭的种类、孔隙结构、表面性质等有关。如金华等在银杏叶黄酮活性炭脱色工艺的研究中发现,黄酮脱色率随活性炭用量的增加呈递增趋势,活性炭用量增至1.0%后,黄酮脱色率增幅减小;黄酮保留率随活性炭用量增加而递减。马骁等为保证黄酮脱色率和保留率,选择适宜活性炭用量,通过设计正交实验方法,优选出马齿苋黄酮活性炭脱色工艺,结果显示,在60 ℃时加入1.0%活性炭,搅拌脱色40 min,为最佳脱色条件,此时黄酮保留率为57.11%,脱色率为79.19%,此脱色工艺稳定可靠、简便可行,同时尽可能保留总黄酮成分。

(2)双氧水氧化法

双氧水氧化法是利用其强氧化性破坏色素结构,使其不显色而达到脱色目的的脱色工艺。如韩艺等在应用正交实验法优化平卧菊三七多糖GPP-20双氧水脱色工艺研究中发现,当双氧水加入量为9%～15%时,多糖保留率无显著降低;当双氧水加入量为18%时,多糖保留率即显著下降。主要原因是当双氧水浓度较低时,多糖分解速度较慢,脱色效果相对较差;当继续增加双氧水的用量,脱色率变化不大,但会对多糖的有效成分造成影响。郭慧静等以蒲公英为原料对4种脱色方法(活性炭脱色法、双氧水氧化法、壳聚糖法和大孔树脂法)进行了对比,脱色率均在75%以上,其中双氧水氧化法脱色效果最好,脱色率为93.21%。

(3)大孔树脂法

大孔树脂法是将一定比例的苯乙烯、甲基苯乙烯和甲基丙烯酸甲酯等加入致孔剂甲酰胺,使之聚合,而这些原料多为大小不等的球状颗粒,依靠这些球状颗粒与被吸附的杂质和空气之间的范德瓦耳斯力,使有机物可以吸附在其巨大的表面上,从而实现物理吸附的脱色工艺。大孔树脂法为新兴的脱色方法,可利用其孔状结构对色素产生吸附作用,使之与有效成分分离而达到脱色目的。根据吸附力及其分子量大小,可以通过某种溶剂洗脱分开以达到分离、纯化、除杂、浓缩等不同目的。树脂较活性炭而言,易再生,已越来越多地被用作植物多糖和黄酮的脱色,但价格较贵,操作较复杂,样品处理量有限。如韩永斌等用4种大孔树脂(AB-8、S-8、NKA-Ⅱ及NKA-9)吸附紫甘薯色素,结果表明,AB-8大孔树脂是较理想的吸附树脂,在吸附温度为40 ℃、吸附时间为30 min时具有最佳的吸附效果。

1.3.4 黄酮的生物合成途径

黄酮类化合物是自然界中多种多样的多酚次级代谢产物,是指由 2 个苯环(A 环与 B 环)通过中间的 3 个碳原子(C 环)相互连接形成具有基本骨架为 C6—C3—C6 的一系列天然产物。黄酮类化合物的生物合成途径已被广泛研究,且其合成所需的相关基因研究也被多次报道。

黄酮类化合物作为重要的苯丙烷类化合物,其生物合成是苯丙烷代谢的一个主要分支,见图 1-2。苯丙烷代谢主要分 2 个途径:总的苯丙烷代谢途径(GPP)和特异分支途径。

GPP 起始于莽草酸途径合成的芳香族氨基酸苯丙氨酸,再经苯丙氨酸氨裂合酶(PAL)、肉桂酸-4-羟基化酶(C4H)、4-香豆酰 CoA 连接酶(4CL)依次催化,生成 4-香豆酰 CoA。3 分子的丙二酰 CoA 和 1 分子的 4-香豆酰 CoA 在查耳酮合成酶(CHS)的催化作用下合成查耳酮,为黄酮类化合物的合成提供起始原料。

查耳酮异构酶(CHI)分别催化查耳酮、异甘草素,生成柚皮素黄烷酮、异甘草素黄烷酮,该产物是黄酮类化合物合成途径中的重要中间体。大部分植物中的黄酮合成酶(FNS)可催化黄烷酮类化合物生成黄酮类化合物。

黄烷酮 3-羟基化酶(F3H)将柚皮苷 C3 位置羟化生成二氢山奈酚(DHK),DHK 进一步在类黄酮 3′-羟基化酶(F3′H)、类黄酮 3′,5′-羟基化酶(F3′,5′H)的作用下,催化 B 环 3′ 和 3′,5′ 位置生成圣草酚(eriodictyol)、5-羟基黄酮(5-hydroxyflavone)、二氢槲皮素(DHQ)、二氢杨梅素(DHM)。其中,圣草酚、5-羟基黄酮可在 F3H 的作用下又生成 DHQ 和 DHM。黄酮醇合酶(FLS)是黄酮醇生成的关键酶,可催化不同的二氢黄酮醇(即 DHK、DHQ 和 DHM)生成黄酮醇。

以上不同的二氢黄酮醇在二氢黄酮醇-4-还原酶(DFR)作用下的生成物属于花色苷,DFR 也是花青素苷生物合成途径下游的第一个关键酶,可与 FLS 竞争催化生成无色花青素(包括无色天竺葵素、无色矢车菊素和无色飞燕草素等)。无色花青素是儿茶素、原花青素及花青素苷的共同前体,可在无色花青素双加氧酶(LDOX)或花青素合成酶(ANS)的催化作用下生成 3 个最基本的花青素(天竺葵素、矢车菊素和飞燕草素)。这 3 个最基本的花青素又通过修饰生成花青素苷。另外,花青素还原酶(ANR)和无色花青素还原酶(LAR)也可将花色苷、花青素催化到原花青素的前体黄烷-3-醇中。

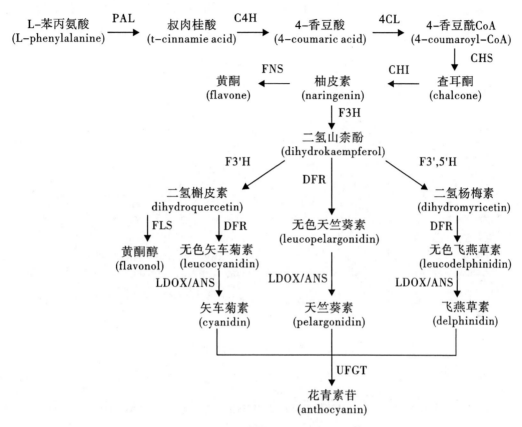

图1-2 黄酮的生物合成途径

1.4 植物维管组织形成层与剥皮再生系统的研究

1.4.1 植物维管组织形成层的结构

形成层是裸子植物和双子叶植物中普遍存在的一种侧生分生组织。根据形成层细胞在植物初生生长和次生生长发育过程中表现类型的不同,分为两类:初生阶段时为原形成层(procambium),次生阶段时为维管形成层(vascular cambium)。在维管组织的初生发育阶段中,原形成层和束间薄壁细胞是由顶端分生组织在芽尖或根尖部位分化产生的,进一步分化出初生木质部和初生韧皮部。原形成层细胞类型单一,表现为细胞体积小、近等径和细胞质浓郁。次生发育过程中,原形成层细胞和一些薄壁细胞(如茎的束间薄壁细胞及根部中柱鞘细胞)转化为形成层干细胞(cambium stem cell),从植物的顶端到根部,在木质部和韧皮部之间的维管形成层形成整体连续的环形,因此也称形成层区域(图1-3)。

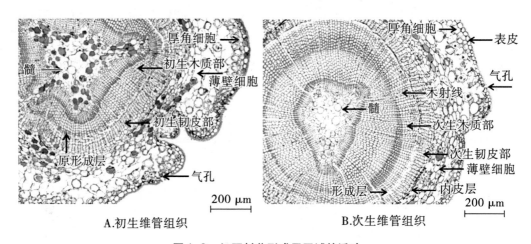

A.初生维管组织　　　　　　B.次生维管组织

图1-3　红豆杉茎形成层区域的活动

　　作为一种分裂活动旺盛的侧生分生组织细胞,维管形成层的活动使多年生植物进入次生生长阶段,分化出次生木质部和次生韧皮部,使根茎变粗变壮。维管形成层由纺锤状原始细胞与射线原始细胞构成。纺锤状原始细胞纵向长是宽的数十倍或数百倍,径向壁较厚,壁上的初生纹孔场在春季活动期尤其显著,细胞核与细胞质体积较小,细胞质较稀薄,有多枚小液泡或数枚大液泡,大多为椭圆形。在木本双子叶植物中,纺锤状原始细胞较短,而且排成近水平行列,称为叠生形成层;另有一些种类一般较长,称为非叠生形成层。也有学者认为,根据纺锤状原始细胞的末端在弦切面上的排列方式(是否排列在同一个水平上),维管形成层可分为叠生形成层和非叠生形成层,如杉木和杨树的形成层均为典型的非叠生形成层。

　　射线原始细胞近等径或矩形,其特征通常与薄壁细胞类似,但是具有分裂能力。射线原始细胞大量分布在纺锤状原始细胞中,似梭形,其分裂形成新的射线细胞,构成贯穿茎段的射线系统。

　　形成层细胞也具有明显的季节性变化。休眠期形成层细胞壁较厚,具有较多小液泡,细胞核占细胞体积较大,核质稀疏,内质网为光滑型,核糖体分散在细胞质中,脂质体较多。活动期形成层细胞层数较多,细胞壁较薄,纺锤状原始细胞中具有 1~2 个大液泡,而射线原始细胞具有较多分散的液泡。

在分子水平上,形成层干细胞的研究也取得了一定突破。转录因子 WUSCHEL(WUS)基因使周围细胞表现出干细胞的特点,干细胞的标记基因 CLAVATA1(CLV1)和 CLAVATA3(CLV3)仅在顶端分生组织周围的数层细胞中表达,起到维持分生组织特性的作用。WUS 基因在干细胞组织中心表达,使组织中心上的细胞转化为干细胞。CLV3 蛋白是由干细胞标记基因翻译表达,通过细胞间隙移至干细胞组织中心的附近,与 CLV1 蛋白结合后限制 WUS 表达区域的扩大。WUS 和 CLV 之间形成精细的反馈调节机制,进而使干细胞保持细胞分化之间的平衡,保持茎尖的顶端优势。形成层活动启动时,形成层区域中的生长素——吲哚乙酸(IAA)水平开始稳步上升,并且整个 IAA 水平的波动趋势与形成层的活动特点相一致。研究表明,IAA 结合蛋白主要分布于质膜、胞质、核膜及核质中,可见 IAA 参与了维管形成层的活动。

1.4.2 植物维管组织的形态

大部分的植物,特别是树木,表现出两种截然不同的发育类型——初生生长和次生生长。一般而言,单子叶植物仅存在初生生长阶段。植物发育生物学已证实,维管组织包括木质部、韧皮部和形成层(图1-3B)。植物维管组织的两种重要功能是组成植物体的物理结构和支撑作用,同时具有输送水分、无机盐、养分和生长防御必需分子的功能,还能贮藏大部分植物的光合同化物。在维管束发育过程中,维管形成层具有生长轴方向的作用,表现出干细胞的作用。形成层细胞经过平周分裂分化出次生维管系统,构成同心圆环结构,即以木质部为中心、形成层与韧皮部为环的特点。

来源于形成层区域的各种母细胞分化形成韧皮部母细胞、纺锤状原始细胞及由纺锤状原始细胞分化形成的射线原始细胞。韧皮部母细胞及形成层原始细胞或木质部母细胞和形成层原始细胞,均来自纺锤状原始细胞的平周分裂,进而构成木材的径向结构:导管、木纤维管胞、径向薄壁细胞、筛胞和伴胞。但一般情况下,平周分裂产生木质部母细胞的频率不低于韧皮部母细胞,因而,每一个生长发育周期中分化的木质部细胞都多于韧皮部细胞。在茎干的生长发育过程中,木质部细胞的大量分化需要形成层细胞在径向上的扩大与其相一致,形成层细胞经过垂周分裂或假横分裂,增大了茎段中维管组织形成层的周长,符合木质部增粗的要求。

射线原始细胞分化形成射线薄壁细胞,即木材的纵向结构。射线原始细胞群的增大使次生维管组织中的维管射线得以保持大致相同的密度,保证了增殖的根、茎的内外部联系。因此,相对来说,在植物次生生长形成木材的阶段,射线原始细胞有着至关重要的作用。在树木的生长发育阶段,这种次生分生组织的发育和分化起着关键的作用,促使树木不断增粗,木材和树皮大量增加。研究表明,植物激素、CLE短肽信号分子、多种转录因子、热精胺、一氧化氮(NO)等均在植物维管组织的形态建成中发挥重要调控作用。

1.4.3　剥皮再生系统的研究

剥皮再生系统为研究次生维管组织的分化、发育提供了一个模型。维管组织的分化、发育,多集中在拟南芥(*Arabidopsis thaliana*)、百日草(*Zinnia elegans*)等草本植物和杜仲(*Eucommia ulmoides*)、杨树(*Populus*)等木本植物实验材料来展开研究。近数十年,拟南芥作为研究初生维管组织发育的模式植物,使人们对植物次生生长的认识受到了局限。杨树作为典型的多年生木本模式植物,有充分的次生生长,解剖形态清晰;毛果杨(*Populus trichocarpa*)基因组测序工作已经完成,具有构建遗传图谱种类多、易实现快速转基因及杂交杨生长速度快等特点。以杨树等木本植物为模式植物来进行次生维管组织再生的研究已经取得一定的进展,剥皮后的次生维管组织再生不同于植物从头再生组织器官,它是丢失维管组织的重建,而非完全新个体的生成。由于组织再生系统有别于根尖或茎尖组织的再生和胚胎发育过程,研究该再生系统的分子调控机制为植物组织再生机制研究提供了一个新思路。

(1)树木剥皮后的次生维管组织再生过程

李正理等在杜仲和构树等植物上进行剥皮后维管组织再生的研究,发现在杜仲生长活跃的季节进行环割剥皮后,只要温度、湿度合适,树皮均能再生。在杜仲大面积环剥后的树皮再生过程中,又发现未成熟木质部细胞能转化为韧皮部细胞,同时显示木质部细胞和韧皮部细胞可能在它们分化途径的早期共享一些特点,杜仲剥皮再生实验系统经多年的研究,组织再生的整个过程已有十分细致的描述。杜仲剥皮后组织再生过程分 3 个阶段:第 1 阶段,剥皮树干的表面产生大量等径的薄壁细胞组成的愈伤组织,这些愈伤组织由未成熟的木质部细胞分化形成。虽然在剥皮后树干表面偶尔有残余撕裂的形成层细胞,但它们会被迅速瓦解。第 2 阶段,愈伤组织分化形成创伤周皮(由木栓层、木栓形成层及栓内层构成)。第 3 阶段,在创伤周皮和木质部之间产生形成层环,而后新的形成层分化产生未成熟木质部和韧皮部,进而形成完整的次生维管组织。

Wang 等(2009)和 Zhang 等(2011)通过该实验系统成功建立和发展了毛白杨(*P. tomentosa*)维管再生实验系统,后者将毛白杨剥皮再生过程分为 4 个阶段:第 0 阶段,剥皮后分化的木质部细胞留在树干表面;第 1 阶段,第 2～6 天,木质部细胞去分化;第 2 阶段,第 6～9 天,形成筛管分子;第 3 阶段,第 9～12 天,损伤的形成层形成。在酸橙树局部剥皮组织再生研究中,也验证了损伤系统。整个剥皮后形成的愈伤组织的精细结构及组织再生发育阶段已十分清楚,但局部剥皮的方法致使愈伤组织分化发育不均一,进而导致后续的剥皮树干不同组织部位的再生形成层的不均一发育。损伤系统的优点在于使分化和脱分化细胞尽可能与正常细胞的生理状态一致,进而使体内正常分化和被诱导分化的细胞趋于一体,免除了体外诱导的缺点,又具有体内细胞的位置效应。

(2)次生维管组织再生的分子调控机制

揭示次生维管组织起始、维持和分化的调控机制至关重要。在杨树次生维管组织再生中,Du 等(2006)利用二维电泳结合基质辅助激光解吸电离飞行时间质谱(MALDI-TOF MS)技术鉴定出 244 个差异表达蛋白,其中 199 个被注释在不同的功能分类中;参与次生细胞壁形成的 27 个基因主要在木质部发育阶段表达;在形成层再生阶段,调控细胞周期进展、细胞分化和细胞命运决定的基因表达量较高。例如,*PtIAA2* 基因在形成层组织中高表达,预示它可能介导次生维管组织再生中的生长素的响应。进一步研究表明,在次生维管组织再生的关键发育转换期,利用抑制性扣除杂交技术建立毛白杨形成层区域与叶片组织对比的扣除 cDNA 文库,与毛白杨剥皮后组织再生样品进行杂交和比较分析,在维管组织不同再生过程中共得到 227 个差异表达的基因,*AUX/IAA* 和 *PINHEAD* 在形成层细胞初期高表达,而编码 MYB 蛋白的基因和一些热激蛋白在木质部分化期强烈转录。为了获得不同再生阶段的特定组织,利用正切冰冻切片法(tangential cryosectioning)分离分化木质部、脱分化木质部、再生韧皮部分化的再生形成层,再生形成层可用于芯片分析。与表观遗传调控和细胞周期恢复有关的基因,如 DNA 甲基转移酶、组蛋白甲基转移酶、染色质重建相关蛋白、多梳基因(*PcG*)家族细胞周期蛋白类型 A(*CYCAs*)、细胞周期蛋白类型 B(*CYCBs*)和细胞周期素依赖性激酶蛋白,在次生维管组织再生初期的木质部分化阶段特异性表达。木质部标记基因和木质部特定转录因子在再生组织中呈明显下调表达,这意味着在再生过程中木质部特性的丢失;相反的,在韧皮部形成时,与韧皮部特性和功能相关的基因呈现一个独特的表达高峰,如 *APL* 基因在杨树次生维管再生过程的韧皮部形成期(第 2 阶段)时,其转录水平是增强的,直到在损伤的形成层形成(第 3 阶段)时也保持着较高的水平。干细胞的标记基因 *CLV1* 和 *CLV3* 在新形成的形成层中上调表达,它们也调控分生组织的维护,分生组织调节因子包括 *KNOX*、*STM*、*BP*、*ANT* 和 *PINHEAD* 基因,在再生的形成层细胞中特异性上调表达,并且在杨树中过表达 *BP* 和 *STM* 同源基因导致维管形成层的活性发生了改变。这些结果表明,在次生维管组织再生过程中,木质部特定程序暂停,而在韧皮部和形成层中的发育程序被激活。

近来,在拟南芥诱导愈伤组织形成过程中,*AP2/ERF* 类转录因子 *WIND1* 被鉴定出可通过细胞分裂素途径控制着细胞的分化,*TED3* 作为早期木质部标记,*ZeHB3* 作为早期韧皮部标记。Nishitani 等利用分子标记分析了损伤的百日草节间的维管组织再生早期的基因序列,发现损伤后木质部再生比较早,而未成熟的韧皮部细胞可能转化为类形成层细胞。相信在不久的将来,在树木上利用增强或抑制某些基因或者有特定的标记和报告基因的转基因技术将成为强大的工具来研究林木次生维管组织再生调控分子机制。

1.5 转录因子

转录因子(TF)也称反式作用因子,是指能够与基因启动子区域中顺式作用元件发生特异性相互作用的 DNA 结合蛋白,或能与这些蛋白相互作用的相关蛋白质,并且能特异性地激活或抑制基因转录的关键因子。转录因子一般由 4 个功能区组成,包括 DNA 结合区、转录调控区、寡聚化位点及核定位信号。这些功能区决定转录因子的特性、功能、核定位及调控作用等,转录因子通过这些功能区与启动子顺式作用元件结合或与其他蛋白的相互作用来激活或抑制转录。大多数转录因子对于调节植物的生长发育和次生代谢都非常重要。

1.5.1 NAC 基因结构特点及功能研究

NAC 基因的命名是由矮牵牛 NAM、拟南芥 ATAF 1/2、CUC2 的第一个字母组合而成。据报道,NAC 蛋白具有 NAC 结构域,可以与 DNA 结合,它是由一个高度保守的 N 末端蛋白结构域和一个保守性较差但高度可变且具有蛋白活性的 C 末端转录激活域组成。蛋白质的 C 末端虽然保守性较差,但具有激活和抑制基因转录的作用;蛋白质的 N 末端约有 150 个氨基酸,通常被分为 5 个亚结构域,分别是作用于 NAC 二聚体蛋白的 A 亚结构域、导致 NAC 功能多样性的 B 亚结构域、可能与 DNA 结合有关的 C 亚结构域以及在 DNA 结合区域内的 D、E 亚结构域。

NAC 基因家族数量庞大,是近十几年来发现的一类具有参与植物根的发育、促进次生壁加厚、调控植株衰老、调控植株的抗病性、促进果实成熟及合成次生代谢产物等生物功能的特异性植物转录因子。研究发现,拟南芥 miR164 受到植物生长素的诱导作用,对其靶向基因 NAC1 的表达起负调控的作用,该作用提供一种稳态机制使 NAC1 可以转导生长素信号来促进侧根的发育。OsNAC2 基因是 CTK 和 IAA 信号的上游整合器,通过影响根冠的发育及 CDK-9 的生成进而对根的生长发育进行调节。VDN7 可以与一个维管结合,进而对烟草的纤维次生壁中木聚糖的含量起到正向调控的作用,表明其与次生壁的增厚有关。利用在线软件等选取玉米转录因子中的 *ZmNAC19* 和 *ZmnAC39* 这 2 个基因的启动子序列,并对其序列进行元件预测,通过分析,发现在这 2 个基因中存在着使次生细胞壁加厚的元件,推测其可能与次生细胞壁的加厚有关。小麦 *TaNAC1* 基因被沉默时,通过转基因技术培育的拟南芥对条形柄锈菌的抵抗能力得到了提高。通过对茉莉酸(JA)和丁基羟基茴香醚(BHA)的生成量进行分析,推测 *TaNAC1* 基因会影响 JA 和 BHA 的生成,进而调节拟南芥对条形柄锈菌的抵抗能力。对番茄转录因子 *SlNAC29* 基因的各个发育时期的表达量进行分析,发现其在衰老叶中的表达量明显较高。通过过表达技术分析及基因编辑,得出 *SlNAC29* 基因过表达会加剧植株衰老进程。通过基因绑定及靶标基因鉴定,发现衰老相关基因 *SlAGT1* 的启动子区域被该基因直接绑定并正向调节其表达,表明该基因可能在 *SlNAC29* 基因调控植株衰老的过程中起作用。抑制 *SINAC4* 基因的表达,使果实成熟被抑制,乙烯(ETH)含量减少,推测 *SINAC4* 基因通过抑制 ETH 生物合成,进而对果实的成熟起调控作用。有研究通过观察拟南芥 *ANAC032* 在胁迫条件下的表达,发现其过表达会导致部分与花青素有关的生物合成基因表达呈下调趋势,进而调控花青素的生物合成。软枣猕猴桃(*Actinidia arguta*)*AaNAC2/3/4* 可以直接结合萜类合酶基因 *AaTPS1* 的启动子提升单萜物质积累。Lv 等研究发现,*AaNAC1* 转录因子不仅响应水杨酸、干旱及茉莉酸的诱导,而且可激活青蒿素合成途径中 *ADS*、*DBR2* 和 *ALDH1* 等基因的表达,促进青蒿素的积累。当血橙遭遇冷害时,*NAC* 转录因子在应激过程中参与了花青苷的积累。在强光照条件下,拟南芥 *ANAC078* 的表达可以促进黄酮类化合物的合成,在强光胁迫下可能促进黄酮类相关基因的表达。在桃中,*NAC* 转录因子促进花青苷代谢相关基因的表达,并能够激活 *PpMYB10.1*,进而促进花青苷积累着色。荔枝 *LcNAC002* 通过共同激活 *LcSGR* 和 *LcMYB1* 的表达,协同调节荔枝中的叶绿素降解和花青素生物合成。综上所述,当下对于 *NAC* 基因的生物功能研究仍需不断深入。

1.5.2 *bHLH* 基因结构特点及功能研究

bHLH 基因的命名是因为该基因具有特有的高度保守的碱性螺旋-环-螺旋(bHLH)结构域。bHLH 结构域由 60 个左右的氨基酸组成,包含位于 N 末端的碱性区域(basic region)和位于 C 末端的 α 螺旋 1-环-α 螺旋 2(helix-loop-helix),

其可以参与 DNA 的结合以及蛋白质的二聚体化。N 末端约有 15 个氨基酸,保守氨基酸可以识别 E-box 和 G-box,主要与 DNA 结合。C 末端约有 40 个氨基酸,其主要依赖疏水氨基酸的相互作用,以二聚体形式发挥作用。

已有研究报道,*bHLH* 基因在许多生物学过程中起着至关重要的作用,包括参与调控植物体生长发育、信号传导、次生代谢及抗逆反应等诸多生理生化进程,*bHLHs* 也常与其他转录因子家族成员协同控制生物碱、苯丙素、萜类、花青素等多种次级代谢产物生物合成的调控和诱导。如 *bHLH* 转录因子参与了黄瓜果实长度的调控;Ⅲ(d+e)亚族的 *AtbHLH3*、*AtbHLH13*、*AtbHLH14*、*AtbHLH17* 通过茉莉酸信号转导,调控拟南芥生长发育及非生物胁迫响应;拟南芥Ⅻ亚组中的家族成员 *AtbHLH48* 和 *AtbHLH60* 可能参与调控 GA 介导的开花;植物中转录因子家族 AP2、*bHLH*、*MYB* 等被报道与萜类化合物的代谢相关;南方红豆杉中 *bHLH* 基因 *TcJAMYC* 对紫杉醇生物合成起负调控作用;马铃薯 *StMYB44* 在高温下负调控花青素的生物合成;*AtMYB20*、*AtMYB42*、*AtMYB43* 和 *AtMYB85* 在拟南芥中能够特异性地抑制类黄酮生物合成。研究人员将西瓜幼苗置于低温、高盐胁迫环境中,检测到 *ClabHLH41* 表达水平大幅度提升,在脱落酸(ABA)胁迫下亦是如此,这些结果极大概率地验证了该基因与以上 3 种胁迫应答存在紧密联系。在海南龙血树的研究中,Ⅲf 亚家族的 *DcbHLH5* 可以与类黄酮生物合成相关基因中的 *DcCHS1*、*DcCHS2* 和 *DcCHI1* 启动子结合并激活它们的表达,表明该基因参与海南龙血树茎中类黄酮的生物合成。*IbbHLH2* 与甘薯块根中花青素的含量显著相关,并且 *IbbHLH2* 在紫色甘薯的各个组织中表达量都明显高于在非紫色甘薯中的表达量。Ⅺ亚家族的 *PqbHLH42* 和Ⅶ(a+b)亚家族的 *PqbHLH27* 可能与西洋参中人参皂苷等萜类物质合成有关,*PqbHLH21* 可能通过正调控 Rb1 生物合成途径进而影响到西洋参总皂苷的生物合成,而 *PqbHLH22* 可能通过正调控 Re 生物合成途径影响西洋参总皂苷的积累。*bHLH* 转录因子已确定参与紫杉醇的生物合成调控,东北红豆杉的茉莉酸甲酯诱导的 3 个 *bHLH* 转录因子 *TcJAMYC1*、*TcJAMYC2* 和 *TcJAMYC4* 以及南方红豆杉的 *TcMYC* 基因在紫杉醇生物合成中起负调控作用。

1.5.3　*LBD* 基因结构特点及功能研究

LBD(又称 *ASL*)基因家族,是一类植物所特有的转录因子基因家族,在植物

侧生器官原基中特异性表达。*LBD* 家族转录因子包含保守的 CX2CX6CX3C 类锌指样基序,*LOB* 结构域跨越 100 个氨基酸左右的长度。根据 *LBD* 家族成员是否具有亮氨酸拉链样结构域,可将 LBD 蛋白分为两类:Ⅰ类和Ⅱ类。Ⅰ类 LBD 蛋白结构域中含完整亮氨酸拉链基序;Ⅱ类 LBD 蛋白结构域中不含亮氨酸拉链基序。其中大多数 *LBD* 成员属于Ⅰ类,Ⅰ类具有完全保守的 CX2CX6CX3C 类锌指样基序,GAS(Gly-Ala-Ser)区段和 LX6LX3LX6L 亮氨酸拉链样卷曲螺旋基序,而Ⅱ类仅包含保守的 CX2CX6CX3C 类锌指样基序。Ⅰ类 *LBD* 基因家族最先在拟南芥(*Arabidopsis thaliana*)中被发现,共有 43 个成员。又在水稻(*Oryza sativa*)、玉米(*Zea mays*)、番茄(*Solanum lycopersicum*)、大麦(*Hordeum vulgare* L.)、萝卜(*Raphanus sativus* L.)、二穗短柄草(*Brachypodium distachyon* L.)、葡萄(*Vitis vinifera* L.)等物种中发现,在不同物种中 *LBD* 基因家族数量从 24 到 58 不等。

　　LBD 基因众多家族成员对植物生长发育的影响已经渗入到愈伤组织分化,根、茎、叶、花序的发育,信号转导,环境胁迫响应以及花青素和氮代谢等各方面。

　　在拟南芥中,异位表达 *LBD* 转录因子(*LBD16*、*LBD17*、*LBD18* 和 *LBD29*)在没有外源植物激素下足以引发其自发形成愈伤组织,可见 *LBD* 转录因子在愈伤组织诱导过程中起着关键的调控作用。*LBD18* 直接结合到细胞壁松弛因子 *EXP14* 的启动子区促进侧根发育。*LBD29* 在水稻、玉米中的同源基因 *CRL1*(*ARL1*)和 *Rtcs* 分别调控各自根冠的发育。此外,*LBD* 还被报道参与植物次生生长与次生代谢,在杨树中采用激活标记技术得到了 *LBD1* 突变体,其表型为韧皮部增厚,而通过平移融合的阻遏 SRDX 结构域抑制 *PtaLBD1* 表达(*PtaLBD1-srdx*),表现为杨树直径减少和高度不规则的韧皮部的发育。异位表达 *AtLBD15*,过表达转基因拟南芥分枝增多且次生细胞壁合成的关键调控因子 *SND1* 结合在 *AtLBD15* 启动子的特定 SNBE 基序处,进而激活 *AtLBD15* 基因的表达;进一步分析发现,编码次生细胞壁的纤维素合成基因 *CesA4*、*CesA7* 和 *CesA8* 的下调表达,可阻断次生细胞壁的形成。拟南芥聚类在Ⅱ类中的 *LBD* 基因能参与调控次生代谢。在 *AtLBD37*、*AtLBD38*、*AtLBD39* 分别超表达的植株中,受硝酸盐的诱导能够调控花青素合成调节基因 *PAP1*、*PAP2* 及一些氮素响应基因的表达。在水稻中,也发现 *OsLBD37* 基因与调控氮素代谢有关。在茶树中,*CsLOB3* 和 *CsLBD362* 被认为参与黄酮类生物合成途径。在丹参中,*SmLBD50* 能通过与其他调节剂形成转录复合物并参与 JA 信号转导网络,在丹参酚类化合物的产生中发挥着重要作用。然而,

对中国红豆杉中 *LBD* 家族基因的系统研究尚不充分,特别是其中 *TcLBD* 的功能,目前仍处于未知状态。

1.5.4 *Dof* 基因结构特点及功能研究

Dof 基因家族为锌指蛋白家族亚族的一种,是植物所特有的一类转录因子,通常由 200~400 个氨基酸构成,除了寡聚化位点和核定位信号外还具有 2 个功能结构域即 N 末端的高度保守的 C2—C2 单锌指结构域,和 C 末端的转录调控区,其具有不同的氨基酸序列。N 末端的 DNA 结合域有 1 个 Cys 残基的单锌指保守结构域,又称 *Dof* 结构域,该结构的 C2—C2 型单锌指结构域由 52 个保守的氨基酸残基构成,又有 4 个绝对保守的 Cys 残基和 1 个锌离子共价结合。转录调控区由 1 个色氨酸的单锌指保守结构域组成,其稳定性对 DNA 结合也非常重要。Dof 蛋白的核心识别位点是 AAAG 序列,但南瓜的识别位点是 AAGT 序列,核心识别位点两侧的序列不仅可以与 DNA 相互作用,也可与蛋白质相互作用,是双重功能区域。Dof 蛋白在植物中的功能多样性,是由于其 C 末端的转录调控结构域的氨基酸序列并不具有保守性,较为多变。

Dof 基因家族广泛存在于植物中,对植物的次生代谢、抗胁迫能力、生长发育、种子的油脂合成与积累、细胞周期等方面都具有调控作用。目前,*Dof* 家族基因已经在拟南芥(36)、玉米(54)、甜橙(24)、番茄(34)、陆地棉(118)等多种植物中被分离鉴定出来。1993 年,Yanagisawa S 等在玉米中发现了第一个具有 Dof 结构域的基因,并将其命名为 ZmDof1 蛋白,据报道,*Dof* 转录因子可以参与调控玉米初级代谢中的碳代谢过程,也可以参与调控拟南芥次级代谢中的苯丙氨酸合成黄酮类化合物途径。以高温和低温处理过的药用蒲公英的叶片为材料,在不同的时间下,研究基因对温度产生的效应,从而推测出 *Dof* 基因主要响应低温胁迫。对欧李分别进行盐胁迫、渗透胁迫、高温胁迫及低温胁迫,研究 *Dof* 基因在不同胁迫下的表达趋势,推测 *Dof* 基因在植物逆境胁迫中起着调控作用。以不同的茶树品种为材料,对其 *Dof* 基因家族进行分析,研究发现在不同品种和不同温度胁迫下,*Dof* 基因家族的表达呈现差异,说明 *Dof* 基因在茶树温度胁迫中具有调控作用。对甘薯幼苗分别进行低温胁迫、高盐胁迫、干旱处理和 H_2O_2 处理,发现甘薯 *Dof* 基因家族成员协同调控甘薯的生长发育和参与逆境胁迫过程。取妃子笑荔枝果

肉为材料,研究发现荔枝 *Dof* 基因家族在荔枝果实不同发育时期的表达水平有差异,部分荔枝 *Dof* 基因在果肉不同发育时期表达量较强,说明其对荔枝果实的发育具有调控作用。以油梨的果实为材料,研究油梨 *Dof* 基因在生长过程中的表达情况,发现 *Dof* 基因与油梨的生长发育及生长进程有关。在甘蓝型油菜中过表达 *GmDof* 4 后,籽粒中油酸含量显著升高,亚油酸和亚麻酸含量降低,且诱导了脂肪酸脱氢酶 *FAD* 基因的表达。以苹果为材料,研究苹果的茎尖、叶片、茎、花、未成熟果实、成熟果肉及成熟果皮中的 *Dof* 的表达情况,由在花中表达量高的基因,推测其可能主要参与花中周期细胞的调控。虽然对 *Dof* 基因的研究已有明显重大的进步,但这些功能研究还具有一定的局限性,仍有大部分 *Dof* 基因未得到功能鉴定。

1.6　研究目的及意义

红豆杉属植物历史悠久,且具有较高的经济价值和研究价值,其根、茎、枝和叶中的主要成分为紫杉烷类、黄酮类、糖苷类、倍半萜类等。紫杉醇及上百种紫杉烷类化合物,具有较强的抗肿瘤活性,红豆杉黄酮类化合物对肝癌、肺癌、白血病都有一定程度的抑制作用,因此开展红豆杉属植物紫杉烷类和黄酮类化合物的研究有一定应用价值。

红豆杉的基因组很庞大,目前南方红豆杉和喜马拉雅红豆杉基因组数据的公布,更有利于红豆杉次生代谢的生物合成途径的研究,大多数转录因子(TFs)对于调节植物的生长发育、次生代谢都非常重要。研究发现,参与萜类、黄酮类生物合成的转录因子家族主要有 6 个,包括 *AP2/ERF*、*bHLH*、*MYB*、*bZIP*、*WRKY* 和 *NAC*。基于转录组分析的下一代测序技术被广泛用于次生代谢的生物合成有关基因的分析中,转录组数据可以分别通过加权基因共表达网络分析(WGCNA)和主成分分析(PCA)来鉴定与给定途径相关的候选基因。WGCNA 已经被用于识别拟南芥、蒺藜苜蓿和豆类中的候选基因或共表达网络。本次以中国红豆杉次生维管组织再生系统和不同组织部位为研究对象,通过高通量测序技术、WGCNA分析紫杉烷类化合物和黄酮含量的测定,明确基因调控紫杉醇和黄酮的生物合成的关键步骤,系统解析中国红豆杉中紫杉醇和黄酮生物合成的潜在机制。本研究得到的候选基因为阐明紫杉醇和黄酮的生物合成提供了宝贵的资源,并对未来的合成生物学技术进一步研究生产紫杉醇、黄酮及其前体大有益处。

参考文献

[1]LIU J, MILNE R I, MÖLLER M. Integrating a comprehensive DNA barcode reference library with a global map of yews (*Taxus* L.) for forensic identification[J]. Mol Ecol Resour,2018,18(5),1115-1131.

[2]贺心茹,何舒怀,龙凤英,等.保康红豆杉性别分化过程中大小孢子叶球和内源激素的变化分析[J].中南林业科技大学学报,2022,42(11):36-43.

[3]吴网君,王进,聂玉静,等.浙江武义天然林与人工林南方红豆杉木材理化性质研究[J].浙江林业科技,2022,42(6):40-47.

[4]刘姣.南方红豆杉枝叶挥发性成分分析及其盆栽空气净化能力的初探[D].吉首:吉首大学,2016.

[5]叶敏,秦路平.生药学[M].北京:人民出版社,2022:133-134.

[6]SHAO F J,ZHANG L S,GUO J,et al. A comparative metabolomics analysis of the components of heartwood and sapwood in *Taxus chinensis* (Pilger) Rehd[J]. Sci Rep,2019,9(1):17647.

[7]刘婧.UV-B 辐射对东北红豆杉中紫杉烷和黄酮类成分的合成代谢调控机制初步研究[D].哈尔滨:东北林业大学,2021.

[8]徐迪,苏超,张洋.曼地亚红豆杉精油组分及其抑菌活性研究[J].绵阳师范学院学报,2021,40(5):75-79.

[9]李艳艳,王倩倩,苏圆圆,等.响应面法优化提取曼地亚红豆杉总黄酮及抗氧化活性[J].北方园艺,2021,476(5):94-102.

[10]ELANSARY H O,SZOPA A,KUBICA P,et al. Phenolic Compounds of Catalpa speciosa, Taxus cuspidata, and Magnolia acuminata have Antioxidant and Anticancer Activity[J].Molecules,2019,24(3):412.

[11]ZHANG S,LI L,HU J,et al. Polysaccharide of Taxus chinensis var. mairei Cheng et L. K. F attenuates neurotoxicity and cognitive dysfunction in mice with Alzheimer's disease[J]. Pharm Biol,2020,58(1):959-968.

[12]慧芳,刘秀岩,李宗谕,等.转录组测序技术在药用植物研究中的应用[J].中草药,2019,50(24):6149-6155.

[13] 冯巧惠,李琼,贺延苓,等.紫杉醇对卵巢癌、乳腺癌、宫颈癌的抗癌功效及生物分子机制研究进展[J].药物生物技术,2020,27(3):278-280.

[14] 廖卫芳.紫杉醇生物合成相关 P450 羟化酶基因的挖掘及功能研究[D].武汉:华中科技大学,2018.

[15] ZHANG Y J,WIESE L,FANG H,et al. Synthetic biology identifies the minimal gene set required for Paclitaxel biosynthesis in a plant chassis[J]. Mol Plant, 2023,16(12):1951-1961.

[16] 李秋琳,李燕,陈伟,等.基于广泛靶向代谢组学的不同颜色棉花花瓣中类黄酮成分差异分析[J].棉花学报,2021,33(6):482-492.

[17] 冯靖.银杏叶黄酮的提取纯化工艺研究[D].北京:北京石油化工学院,2019.

[18] 阮尚全,张红,何正,等.微波提取茶树叶中黄酮及清除 DPPH·活性研究[J].内江师范学院学报,2019,34(12):57-61.

[19] 张晓娟,赵正栋,张辰露,等.复合酶预处理法对银杏叶总黄酮和总内酯提取率的影响[J].中成药,2018,40(8):1848-1851.

[20] 袁秀平,王云云,袁向辉.复合酶辅助提取柿叶总黄酮工艺研究[J].陕西农业科学,2019,65(5):59-61,68.

[21] 万新焕,陈新梅,马山,等.黄酮类化合物提取新方法的应用[J].中草药,2019,50(15):3691-3699.

[22] 郭慧静,张伟达,陈国刚.蒲公英多糖脱色脱蛋白方法及其降血糖活性研究[J].食品研究与开发,2020,41(3):24-28.

[23] 周玉雪.大豆Ⅱ型查尔酮异构酶(CHIs)基因调控结瘤的功能解析[D].长春:吉林大学,2020.

[24] 李霞,胡丹妮,白成科,等.粘毛黄芩 SvFNSⅡ-2 基因克隆及生物信息学分析[J].中药材,2019,42(1):37-44.

[25] 隋颂扬.红花黄酮醇苷生物合成关键酶的功能鉴定及生物催化[D].北京:中央民族大学,2020.

[26] 于婷婷.橙花龙胆二氢黄酮醇4-还原酶(DFR)基因的功能分析[D].长春:长春师范大学,2019.

[27] 车婧如,孙雪丽,王少娟,等.闽侯野生蕉 LDOX 基因的克隆及表达特性[J].应用与环境生物学报,2020,26(2):246-254.

[28] ALIZADEH M，HOY R，LU B，et al. Team effort：Combinatorial control of seed maturation by transcription factors［J］. Curr Opin Plant Biol，2021，63（1）:102091.

[29] 代梦媛,高梅,李文昌. 蓖麻 *NAC* 转录因子家族的鉴定及生物信息学分析[J].分子植物育种,2020,18(6):1808-1817.

[30] SINGH S，KOYAMA H，BHATI K K，et al. The biotechnological importance of the plant-specific *NAC* transcription factor family in crop improvement［J］. J Plant Res，2021，134（3）:475-495.

[31] MAO C J，HE J M，LIU L N，et al. *OsNAC2* integrates auxin and cytokinin pathways to modulate rice root development［J］.Plant Biotechnol J,2020,18(2)：429-442.

[32] 李青云.玉米 *NAC* 类转录因子 *ZmNAC19* 和 *ZmNAC31* 的克隆、表达及功能初步研究[D].沈阳:沈阳农业大学,2020.

[33] 王萍,郑晨飞,王娇,等.番茄转录因子 *SlNAC29* 在调控植株衰老中的作用及机理[J].中国农业科学,2021,54(24):5266-5276.

[34] 徐迪,苏超,张洋.曼地亚红豆杉精油组分及其抑菌活性研究[J].绵阳师范学院学报,2021,40(5):75-79.

[35] MERAJ T A，FU J Y，RAZA M A，et al. Transcriptional Factors Regulate Plant Stress Responses through Mediating Secondary Metabolism［J］. Genes-Basel，2020，11（4）:346.

[36] ZOU S C，ZHUO M G，ABBAS F，et al. Transcription factor *LcNAC002* coregulates chlorophyll degradation and anthocyanin biosynthesis in litchi.［J］. Plant Physiol，2023，192（3）:1913-1927.

[37] 朱璐璐,周波.bHLH 蛋白在植物发育及非生物胁迫中的调控[J].分子植物育种,2022,20(20):6750-6760.

[38] 于冰,田烨,李海英,等.植物 *bHLH* 转录因子的研究进展[J].中国农学通报,2019,35(9):75-80.

[39] CHEN L，HU B，QIN Y，et al. Advance of the negative regulation of anthocyanin biosynthesis by *MYB* transcription factors［J］. Plant Physiol Bioch，2019，136:178-187.

［40］刘静,王翠平,朱强,等.黑果枸杞 *bHLH* 转录因子家族的生物信息学分析［J］.分子植物育种,2020,18(14):4612-4623.

［41］XU Y,ZHU C,XU C,et al. Integration of Metabolite Profiling and Transcriptome Analysis Reveals Genes Related to Volatile Terpenoid Metabolism in Finger Citron (*C. medica* var. sarcodactylis)［J］. Molecules,2019,24(14):2564.

［42］LIU Y, LIN-WANG K, ESPLEY R V, et al. *StMYB*44 negatively regulates anthocyanin biosynthesis at high temperatures in tuber flesh of potato［J］. J Exp Bot,2019,70(15):3809-3824.

［43］GENG P,ZHANG S,LIU J,et al. *MYB20*,*MYB42*,*MYB43*,and *MYB85* Regulate Phenylalanine and Lignin Biosynthesis during Secondary Cell Wall Formation［J］. Plant Physiol,2020,182(3):1272-1283.

［44］ZHU J H, XIA D N, XU J, et al. Identification of the *bHLH* gene family in Dracaena cambodiana reveals candidate genes involved in flavonoid biosynthesis［J］. Ind Crop Prod,2020,150:112407.

［45］闫艳,王希,周珂辉,等.西洋参 *bHLH* 转录因子家族生物信息学分析［J］.吉林农业大学学报,2019,41(3):316-321.

［46］陈景鲜,卢超,郑钧屏,等.西洋参中 8 个 *bHLH* 类转录因子的克隆及表达分析［J］.中国中药杂志,2022,47(14):3756-3764.

［47］XUEYING ZHANG, YUQING HE, WENDA HE,et al. Structural and functional insights into the LBD family involved in abiotic stress and flavonoid synthases in Camellia sinensis［J］. Sci Rep,2019,9(1):15651.

［48］LU X Y,LIANGA X Y,LI X,et al. Genome-wide characterisation and expression profiling of the LBD family in Salvia miltiorrhiza reveals the function of *LBD50* in jasmonate signaling and phenolic biosynthesis ［J］. Ind Crop Prod, 2020, 144:112006.

［49］王小非,刘鑫,苏玲,等.番茄 *LBD* 基因家族的全基因组序列鉴定及其进化和表达分析［J］.中国农业科学,2013,46(12):2501-2513.

［50］王爽.大麦 *LBD* 基因家族分析及功能验证［D］.扬州:扬州大学,2019.

［51］王康宇,郭彦秀,马翀,等.吉林人参 *Dof* 基因家族的鉴定及表达模式分析［J］.中国中药杂志,2022,47(1):62-71.

[52] 杨杰,陈蓉,胡文娟,等.甜橙 *Dof* 基因家族鉴定与表达分析[J].热带作物学报,2021,42(12):3477-3485.

[53] 琚龙贞,赵汀,方磊,等.陆地棉 *Dof* 基因家族的全基因组鉴定及分析[J].棉花学报,2020,32(4):279-291.

[54] 乔永刚,王勇飞,曹亚萍,等.药用蒲公英低温和高温胁迫下内参基因筛选与相关基因表达分析[J].园艺学报,2020,47(6):1153-1164.

[55] 赵雅欣,郭夕雯,郭子微,等.欧李 *Dof* 基因家族鉴定及非生物胁迫表达分析[J].经济林研究,2023(1):143-153.

[56] 靳容,蒋薇,刘明,等.甘薯 *Dof* 基因家族挖掘及表达分析[J].作物学报,2022,48(3):608-623.

[57] 董晨,魏永赞,王弋,等.转录组荔枝 *Dof* 基因家族的鉴定及其表达[J].热带生物学报,2021,12(1):7-14.

[58] 黄少鹏,任正恺,唐丽珠,等.油梨 *Dof* 基因家族鉴定及其在生长发育过程中的表达分析[J].分子植物育种,2023,17(4):1-18.

[59] 王新亮,彭玲,王健,等.苹果 *Dof* 转录因子生物信息学及其表达分析[J].江苏农业学报,2021,37(2):480-492.

[60] XIONG X Y,GOU J B,LIAO Q G,et al. The Taxus genome provides insights into paclitaxel biosynthesis[J]. Nat Plants,2021,7(8):1026-1036.

[61] CHENG J,WANG X,LIU X,et al. Chromosome-level genome of Himalayan yew provides insights into the origin and evolution of the paclitaxel biosynthetic pathway[J]. Mol Plant,2021,14(7):1199-1209.

第2章

HPLC 法测定红豆杉属植物中紫杉烷类化合物含量研究

2.1 材料与方法

2.1.1 材料

（1）实验材料

本实验所用材料均来自平顶山学院校外基地，系人工种植红豆杉。

选取不同年份、不同物种共 14 个红豆杉样品：秋季（2020 年 10 月）的中国红豆杉叶、一年生韧皮部、五年生韧皮部、新生绒根、多年生老根，南方红豆杉叶、五年生韧皮部、十年生韧皮部；春季（2021 年 5 月）的中国红豆杉叶、一年生韧皮部，东北红豆杉叶、一年生韧皮部，曼地亚红豆杉叶、一年生韧皮部。采用的样品进行分类，并做好标记，放入电热鼓风干燥箱中，干燥的温度设定在 60 ℃，并维持 48 h 的干燥时长。样品放置在万能粉碎机里粉碎。叶粉碎 20 ~ 30 s，韧皮部和新生绒根部分粉碎 30 ~ 35 s。粉碎得到的粉末再过 80 目筛，避光干燥处保存备用。

（2）实验仪器

TD-5 型台式低速离心机（湖南赫西仪器装备有限公司），CT15RE 型台式冷冻离心机（北京五洲东方科技发展有限公司），DTC-15J 型超声波清洗机（湖北鼎泰高科有限公司），精密电子天平 ME2024E/02［梅特勒-托利多仪器（上海）有限公司］，Agilent 1260 Infinity Ⅱ型高效液相色谱仪（美国安捷伦科技有限公司），

GZX-9246MBE型电热鼓风干燥箱(上海博迅实业有限公司),FW-100型高速万能粉碎机(北京中兴伟业仪器有限公司)。

(3) 实验试剂

标准物质(>98%)紫杉醇(河北百灵威超精细材料有限公司),标准物质(>98%)10-去乙酰基紫杉醇(10-DAT)(成都瑞芬思生物科技有限公司),标准物质(>98%)10-去乙酰基巴卡亭Ⅲ(10-DAB)(成都瑞芬思生物科技有限公司),标准物质(>98%)巴卡亭Ⅲ(成都瑞芬思生物科技有限公司),试剂级三尖杉宁碱(成都瑞芬思生物科技有限公司),HPLC级乙腈(郑州派尼化学试剂厂),AR级甲醇(国药集团化学试剂有限公司),双重蒸馏水(实验室自制)。

2.1.2 方法

(1) 对照品溶液的制备

精密称取紫杉醇、巴卡亭Ⅲ、10-DAB、10-DAT、三尖杉宁碱的对照品各2.00 mg,将其分别放置在10 mL的离心管中,吸取5 mL乙腈溶液,加入离心管中,然后在涡旋振荡器上振荡1 min,即可分别配制成浓度为400 μg/mL的紫杉醇、巴卡亭Ⅲ、10-DAB、10-DAT、三尖杉宁碱对照品溶液。

(2) 供试品溶液的制备

精密称取红豆杉属样品粉末各1.00 g,分别放置,各加入甲醇10 mL,50 ℃超声提取2 h,离心取上清液,用提取溶液补足至超声前体积,即得紫杉醇、巴卡亭Ⅲ、10-DAB、10-DAT、三尖杉宁碱的供试品溶液。

(3) 高效液相(HPLC)色谱条件

采用ZOR BAX Eclipse XDB-C18(250 mm×4.6 mm,5 μm)为色谱柱,以乙腈(A相)和水(B相)作为流动相,梯度洗脱条件分别为0~2 min乙腈30%、水70%,2~48 min乙腈30%~52%、水70%~48%,48~50 min乙腈52%~30%、水48%~70%,50~55 min乙腈30%、水70%;流速为1.0 mL/min,柱温为30 ℃,紫

外检测波长为227 nm,进样量体积为10.0 μL,运行时间55 min。

（4）标准曲线绘制

各取配制好的上述5种对照品溶液适量,分别放置,用流动相乙腈进行倍比稀释,依次配制成浓度为5 μg/mL、10 μg/mL、20 μg/mL、50 μg/mL、100 μg/mL、200 μg/mL的标准溶液,涡旋振荡1 min混合均匀。吸取混合均匀的溶液500 μL注入进样瓶,采用上述高效液相色谱条件,依次进样,以峰面积为纵坐标(Y),各紫杉烷类化合物对照品溶液的质量浓度为横坐标(X)确定标准曲线。紫杉醇、巴卡亭Ⅲ、10-DAB、10-DAT、三尖杉宁碱的线性回归方程和相关系数(R)见表2-1。

表2-1　5个紫杉烷类化合物的线性方程和相关系数

紫杉烷类化合物	线性方程	相关系数(R)
紫杉醇	$Y=19.84X-11.14$	0.999 95
巴卡亭Ⅲ	$Y=13.168\,37X-5.336\,97$	0.999 96
10-DAB	$Y=13.587\,5X-13.849\,6$	0.999 78
10-DAT	$Y=17.877\,47X-8.054\,48$	0.999 96
三尖杉宁碱	$Y=19.675\,3X+3.288\,3$	0.999 93

（5）精密度实验

分别取紫杉醇、巴卡亭Ⅲ、10-DAB、10-DAT、三尖杉宁碱对照品溶液适量,将其质量浓度准确配制为50 μg/mL,按照上述高效液相色谱条件重复进样5次,记录色谱图,最终得到紫杉醇、巴卡亭Ⅲ、10-DAB、10-DAT、三尖杉宁碱峰面积的平均值分别为1 026.94 mV/s、684.62 mV/s、692.02 mV/s、1 026.47 mV/s、929.58 mV/s,相对标准偏差（RSD）值分别为0.400%、0.447%、0.360%、0.449%、0.420%,结果表明仪器精密度良好。

（6）重复性实验

取中国红豆杉叶的样品粉末6份,每份1.00 g,超声提取法提取总提取物配制供试品溶液,按照上述高效液相色谱条件进行进样分析,记录色谱图并计算紫杉醇、巴卡亭Ⅲ、10-DAB、10-DAT、三尖杉宁碱的 RSD 值,结果分别为 3.10%、5.70%、0.055%、8.10%、9.41%,表明该分析方法重复性良好。

(7)稳定性实验

取春季中国红豆杉叶的样品粉末 1.00 g,超声提取法从红豆杉中提取紫杉醇、巴卡亭Ⅲ、10-DAB、10-DAT、三尖杉宁碱作为供试品溶液,用有机相乙腈将供试品溶液稀释 10 倍。取稀释后的溶液 1 mL 置于进样瓶中,按高效液相色谱条件,每隔 1 h 进样分析 1 次,共进样 12 次,记录色谱图,计算紫杉醇、巴卡亭Ⅲ、10-DAB、10-DAT、三尖杉宁碱峰面积平均值和 RSD 值,峰面积平均值分别为 624.885 mV/s、452.770 mV/s、836.017 mV/s、263.300 mV/s、258.500 mV/s,RSD 值分别为 1.090%、3.780%、0.043%、7.280%、4.310%,表明供试品溶液在 11 h 内稳定性良好。

(8)加样回收率实验

取中国红豆杉叶的供试品溶液(浓度为 19.11~58.64 μg/mL),使用移液枪每次吸取 500 μL 分别注入 6 个 1.5 mL 的离心管中,然后分别精密加入 500 μL 浓度含有紫杉醇、巴卡亭Ⅲ、10-DAB、10-DAT、三尖杉宁碱对照品 20 μg/mL、50 μg/mL、100 μg/mL 的标准品溶液,混合均匀,即可得到低、中、高 3 个浓度,每个浓度各 2 份的加样样品溶液。按照高效液相色谱条件进行进样分析,进样体积为 20 μL,其他条件不变,记录色谱图,计算紫杉醇、巴卡亭Ⅲ、10-DAB、10-DAT、三尖杉宁碱平均加样回收率和 RSD 值。平均加样回收率分别为 94.80%、104.80%、99.95%、104.40%、102.50%,RSD 值分别为 2.786%、2.970%、7.320%、4.980%、2.460%,均符合实验要求。

(9)样品含量测定

分别将供试品溶液置于进样瓶中,按照上述高效液相色谱条件进行分析,记录样本峰面积,并根据各标准曲线计算样品中各成分的含量。

(10)数据处理

应用 Excel 电子表格软件进行数据整理和绘图。

2.2 结果与分析

2.2.1 紫杉烷类化合物含量的测定分析

通过对 14 种红豆杉样品的分析,紫杉醇含量最高的是秋季的中国红豆杉多年生老根部位,达到 0.060 2%,其次是其新生绒根和叶部位,然后是曼地亚红豆杉和东北红豆杉,最后是南方红豆杉,含量最高仅为 0.002 2%。叶部位的紫杉醇含量高低依次为秋季中国红豆杉(0.023 0%)、春季曼地亚红豆杉(0.022 7%)、春季东北红豆杉(0.014 8%)、春季中国红豆杉(0.011 5%)、秋季南方红豆杉(0.002 2%)。一年生韧皮部的紫杉醇含量高低依次为秋季中国红豆杉(0.013 9%)、春季东北红豆杉(0.012 9%)、春季曼地亚红豆杉(0.009 0%)、春季中国红豆杉(0.003 0%)。由此可得,秋季的中国红豆杉不管是一年生韧皮部,还是叶部位,紫杉醇含量均比春季的曼地亚红豆杉和东北红豆杉高,而春季的中国红豆杉却与之相反。

秋季中国红豆杉叶中巴卡亭Ⅲ的含量最高,为 0.021 5%,其次是秋季中国红豆杉多年生根;春季曼地亚红豆杉一年生韧皮部和秋季中国红豆杉一年生韧皮部中巴卡亭Ⅲ的含量也较高;春季中国红豆杉叶、秋季南方红豆杉五年生韧皮部、秋季中国红豆杉新生绒根、春季中国红豆杉一年生韧皮部中巴卡亭Ⅲ的含量较少;秋季南方红豆杉叶及十年生韧皮部、春季曼地亚红豆杉叶、春季东北红豆杉叶及一年生韧皮部、秋季中国红豆杉五年韧皮部中巴卡亭Ⅲ含量都不高,尤其是春季东北红豆杉叶和秋季南方红豆杉十年生韧皮部中含量仅为 0.000 3%,几乎不含巴卡亭Ⅲ。中国红豆杉无论是春季的还是秋季的,其巴卡亭Ⅲ含量都是比较可观的。

秋季中国红豆杉多年生根 10-DAT 含量最高,为 0.069 3%;其次是春季曼地亚红豆杉一年生韧皮部;春季曼地亚红豆杉叶中 10-DAT 含量也较高;春季东北红豆杉一年生韧皮部和秋季中国红豆杉叶、南方红豆杉十年韧皮部以及春季中国红豆杉叶中 10-DAT 的含量较少;春季的中国红豆杉一年生韧皮部、东北红豆杉叶以及秋季的中国红豆杉一年生韧皮部与五年生韧皮部、南方红豆杉五年韧皮部中 10-DAT 含量都不高,尤其是秋季南方红豆杉五年韧皮部中含量仅为

0.001 8%,几乎不含 10-DAT。中国红豆杉叶中 10-DAT 的含量比韧皮部高,而曼地亚、东北及南方红豆杉叶中 10-DAT 的含量比韧皮部高。

秋季中国红豆杉新生绒根中三尖杉宁碱含量最高,为 0.015 5%;其次是秋季中国红豆杉多年生根;春季曼地亚红豆杉叶中三尖杉宁碱含量也较高;秋季中国红豆杉叶、春季东北红豆杉叶、春季中国红豆杉叶、春季东北红豆杉一年生韧皮部中三尖杉宁碱的含量较少;秋季南方红豆杉十年生韧皮部、秋季曼地亚红豆杉一年生韧皮部、秋季中国红豆杉一年生韧皮部及五年生韧皮部、秋季南方红豆杉叶及五年生韧皮部中三尖杉宁碱的含量都不高,尤其是春季中国红豆杉一年生韧皮部中含量仅为 0.000 4%,几乎不含三尖杉宁碱。春季的中国红豆杉、东北红豆杉、曼地亚红豆杉的叶中三尖杉宁碱的含量比韧皮部高,而秋季的中国红豆杉、南方红豆杉的叶中三尖杉宁碱的含量比韧皮部低。

2.2.2　春季红豆杉属植物不同部位紫杉烷类化合物含量的对比分析

(1)春季红豆杉属植物不同部位紫杉醇含量的对比分析

如表 2-2 所示,对比春季红豆杉(中国红豆杉、东北红豆杉、曼地亚红豆杉)不同部位的紫杉醇含量发现,曼地亚红豆杉叶部位的紫杉醇含量最高(0.022 7%),约是一年生韧皮部(0.009 0%)的 2 倍;东北红豆杉一年生韧皮部紫杉醇含量虽比叶部位低,但二者含量相接近,分别为 0.012 9%、0.014 8%,紫杉醇含量测定结果与郑德勇和朱慧芳对 3 种红豆杉属植物中紫杉烷类化合物含量的检测与分析结果很相近。而中国红豆杉叶部位的紫杉醇含量明显高于一年生韧皮部,约是其 4 倍。从中可认为,曼地亚红豆杉和中国红豆杉中的紫杉醇主要分布在其叶部位,而东北红豆杉中的紫杉醇则是在这两个部位均匀分布,且红豆杉属植物的叶部位的紫杉醇含量均比一年生韧皮部的高。

表 2-2　春季红豆杉属植物不同部位的紫杉醇含量测定结果

物种	部位	含量平均值/%	标准差(STD)/%
中国红豆杉	一年生韧皮部	0.003 0	0.000 1
	叶	0.011 5	0.001 5

续表2-2

物种	部位	含量平均值/%	标准差(STD)/%
东北红豆杉	一年生韧皮部	0.012 9	0.000 4
	叶	0.014 8	0.000 3
曼地亚红豆杉	一年生韧皮部	0.009 0	0.000 1
	叶	0.022 7	0.000 4

(2)春季红豆杉属植物不同部位巴卡亭Ⅲ含量的对比分析

如表2-3所示,对比春季红豆杉(中国红豆杉、东北红豆杉、曼地亚红豆杉)不同部位的巴卡亭Ⅲ含量发现,曼地亚红豆杉一年生韧皮部中巴卡亭Ⅲ的含量最高,为 0.009 7%,但其叶中巴卡亭Ⅲ含量较低;其次是中国红豆杉一年生韧皮部,为 0.004 3%,但其叶中巴卡亭Ⅲ含量较高,大约为一年生韧皮部的 2 倍;而东北红豆杉的叶和一年生韧皮部中巴卡亭Ⅲ含量都是最少的。本实验研究与文献红豆杉属植物中紫杉烷类化合物含量存在很大差异,东北红豆杉中巴卡亭Ⅲ的含量远远低于中国红豆杉中巴卡亭Ⅲ的含量,这与徐博涵等的研究存在异同,相同之处是中国红豆杉叶中巴卡亭Ⅲ含量最高,不同之处是东北红豆杉中巴卡亭Ⅲ含量最低。春季的曼地亚红豆杉和东北红豆杉的一年生韧皮部中巴卡亭Ⅲ的含量大于叶中巴卡亭Ⅲ的含量,而中国红豆杉则是叶中巴卡亭Ⅲ的含量大于一年生韧皮部。

表2-3 春季红豆杉属植物不同部位的巴卡亭Ⅲ含量测定结果

物种	部位	含量平均值/%	STD/%
中国红豆杉	一年生韧皮部	0.004 3	0.000 1
	叶	0.007 6	0.001 0
东北红豆杉	一年生韧皮部	0.001 5	0.000 1
	叶	0.000 3	0.000 0
曼地亚红豆杉	一年生韧皮部	0.009 7	0.002 8
	叶	0.003 4	0.000 1

(3)春季红豆杉属植物不同部位10-DAB含量的对比分析

如表2-4所示,对比春季红豆杉(中国红豆杉、东北红豆杉、曼地亚红豆杉)

不同部位的10-DAB含量发现,含量最高的是东北红豆杉的叶,达0.232 0%,明显高于韧皮部的含量(0.016 6%),叶与韧皮部二者含量相差了将近13倍。其次是曼地亚红豆杉,叶中10-DAB的含量为0.186 8%,一年生韧皮部为0.075 1%,叶中含量是韧皮部的2~3倍。中国红豆杉中的10-DAB含量则相对来说比较少,叶中含量为0.032 4%,一年生韧皮部含量为0.025 2%。对于物种来讲,东北红豆杉和曼地亚红豆杉中10-DAB含量是高于中国红豆杉的;对于分布部位来讲,叶中的含量均多于韧皮部。

表2-4 春季红豆杉属植物不同部位的10-DAB含量测定结果

物种	部位	含量平均值/%	STD/%
中国红豆杉	一年生韧皮部	0.025 2	0.000 552
	叶	0.032 4	0.002 611
东北红豆杉	一年生韧皮部	0.016 6	0.000 544
	叶	0.232 0	0.007 160
曼地亚红豆杉	一年生韧皮部	0.075 1	0.001 763
	叶	0.186 8	0.003 786

(4)春季红豆杉属植物不同部位10-DAT含量的对比分析

如表2-5所示,对比春季红豆杉(中国红豆杉、东北红豆杉、曼地亚红豆杉)不同部位的10-DAT含量发现,曼地亚红豆杉一年生韧皮部中10-DAT的含量最高,达0.020 8%;其次为叶,含量约为0.015 3%,可见一年生韧皮部含量明显高于叶,这些结果与曼地亚红豆杉枝叶中10-DAT含量相似。东北红豆杉一年生韧皮部中10-DAT含量也较高,为0.010 3%,约为叶的2倍;而中国红豆杉一年生韧皮部中10-DAT含量较低,叶中10-DAT的含量约为一年生韧皮部的2倍。可见,在东北红豆杉和曼地亚红豆杉中10-DAT较多分布于一年生韧皮部,而在春季中国红豆杉中则是在叶中分布较多,表现出明显的物种差异,这些结果与河南地区红豆杉中紫杉烷类化合物含量相似,其中曼地亚红豆杉10-DAT整体含量最高。

表2-5　春季红豆杉属植物不同部位的10-DAT含量测定结果

物种	部位	含量平均值/%	STD/%
中国红豆杉	一年生韧皮部	0.003 7	0.000 129 7
	叶	0.008 2	0.000 801 8
东北红豆杉	一年生韧皮部	0.010 3	0.000 383 1
	叶	0.004 2	0.000 926 2
曼地亚红豆杉	一年生韧皮部	0.020 8	0.000 493 0
	叶	0.015 3	0.000 194 7

（5）春季红豆杉属植物不同部位三尖杉宁碱含量的对比分析

如表2-6所示,对比春季红豆杉(中国红豆杉、东北红豆杉、曼地亚红豆杉)不同部位的三尖杉宁碱含量发现:对春季的中国红豆杉、东北红豆杉、曼地亚红豆杉的叶、一年生韧皮部进行三尖杉宁碱含量测定,曼地亚红豆杉叶的三尖杉宁碱含量最高,达0.010 1%,而一年生韧皮部的含量很低;其次为东北红豆杉叶,含量约为0.008 3%,约为一年生韧皮部的3倍;中国红豆杉叶含量也较高,为0.007 6%,而一年生韧皮部中三尖杉宁碱含量很低。可知,在春季的这3种红豆杉中三尖杉宁碱较多分布于叶,而在一年生韧皮部中含量较低。

表2-6　春季红豆杉属植物不同部位的三尖杉宁碱含量测定结果

物种	部位	含量平均值/%	STD/%
中国红豆杉	一年生韧皮部	0.000 4	0.001 880
	叶	0.007 6	0.000 927
东北红豆杉	一年生韧皮部	0.002 7	0.000 946
	叶	0.008 3	0.002 033
曼地亚红豆杉	一年生韧皮部	0.001 1	0.000 131
	叶	0.010 1	0.006 999

2.2.3　秋季红豆杉属植物不同部位紫杉烷类化合物含量的对比分析

（1）秋季红豆杉属植物不同部位紫杉醇含量的对比分析

如表 2-7 所示，对比秋季红豆杉（中国红豆杉、南方红豆杉）不同部位的紫杉醇含量发现，中国红豆杉多年生老根部紫杉醇含量最高，为 0.060 3%，其次是新生绒根和叶部位，含量分别为 0.023 7%、0.023 0%，最后是一年生韧皮部和五年生韧皮部，其中五年生韧皮部紫杉醇含量最低；而南方红豆杉紫杉醇含量最高的部位在叶部位，但仅为 0.002 2%，其五年生韧皮部和十年生韧皮部中紫杉醇含量相接近，十年生的略高，但都偏低，结果与 HPLC 法测定不同物种的红豆杉中紫杉醇的含量测定结果相差较大。上述结果体现出了物种的差异性。

表 2-7　秋季红豆杉属植物不同部位的紫杉醇含量测定结果

物种	部位	含量平均值/%	STD/%
中国红豆杉	一年生韧皮部	0.013 9	0.001 1
	五年生韧皮部	0.005 2	0.000 4
	新生绒根	0.023 7	0.000 2
	多年生老根	0.060 3	0.001 6
	叶	0.023 0	0.000 5
南方红豆杉	五年生韧皮部	0.001 8	0.000 2
	十年生韧皮部	0.001 9	0.000 1
	叶	0.002 2	0.000 2

（2）秋季红豆杉属植物不同部位巴卡亭Ⅲ含量的对比分析

如表 2-8 所示，对比秋季红豆杉不同部位的巴卡亭Ⅲ含量发现，中国红豆杉叶中巴卡亭Ⅲ含量最高，为 0.021 5%；其次是多年生根，为 0.015 4%；新生绒根、一年生韧皮部和五年生韧皮部中巴卡亭Ⅲ的含量都较低。就含量而言，说明中国红豆杉的叶和多年生根都比较适合作为提取巴卡亭Ⅲ的部位，但就保护红豆杉资源而言,多年生根的生长周期长且不利于保护红豆杉资源,而叶易于采收且不易破坏红豆杉资源,说明叶更适合作为提取巴卡亭Ⅲ的部位。南方红豆杉中五年生韧皮部巴卡亭Ⅲ的含量最高,为0.006 0%;其次是叶,为0.004 0%;十年生韧皮部中巴卡亭Ⅲ的含量最低,甚至没有。就含量和保护红豆杉资源来说,五年生韧皮部和叶中含量差异不大,而五年生韧皮部生长年限长,且对于保护红豆杉资源有一定的破坏性,因此叶比较适合用于提取巴卡亭Ⅲ。

表2-8　秋季红豆杉属植物不同部位的巴卡亭Ⅲ含量测定结果

物种	部位	含量平均值/%	STD/%
中国红豆杉	叶	0.021 5	0.000 2
	一年生韧皮部	0.009 1	0.000 6
	五年生韧皮部	0.001 2	0.000 1
	新生绒根	0.004 7	0.000 2
	多年生根	0.015 4	0.000 3
南方红豆杉	叶	0.004 0	0.000 4
	五年生韧皮部	0.006 0	0.000 8
	十年生韧皮部	0.000 3	0.000 0

(3)秋季红豆杉属植物不同部位10-DAB含量的对比分析

如表2-9所示,对比秋季红豆杉(中国红豆杉、南方红豆杉)不同部位的10-DAB含量发现,10-DAB含量最高的是秋季中国红豆杉叶,为0.052 7%,其次是一年生韧皮部(0.018 4%)和新生绒根(0.016 6%)。秋季南方红豆杉10-DAB的含量则较低,3个部位含量差异不大。结果表明,秋季中国红豆杉10-DAB含量整体上要高于南方红豆杉的含量,而从部位上来看仍然是叶中含量要高于其他部位。南方红豆杉中的含量比较分析,发现3个部位含量差别不大,不再是叶大于韧皮部。本实验表明10-DAB含量存在物种与部位的差异。

表2-9　秋季红豆杉属植物不同部位的10-DAB含量测定结果

物种	部位	含量平均值/%	STD/%
中国红豆杉	叶	0.052 7	0.002 371
	一年生韧皮部	0.018 4	0.001 872
	五年生韧皮部	0.008 9	0.000 650
	新生绒根	0.016 6	0.000 217
	多年生根	0.013 7	0.001 320
南方红豆杉	叶	0.002 9	0.000 183
	五年生韧皮部	0.004 4	0.000 199
	十年生韧皮部	0.003 7	0.000 409

（4）秋季红豆杉属植物不同部位10-DAT含量的对比分析

如表2-10所示，对比秋季红豆杉（中国红豆杉、南方红豆杉）不同部位的10-DAT含量发现，中国红豆杉叶和南方红豆杉叶含量均高于其新生韧皮部，南方红豆杉整体含量低；中国红豆杉多年生根部的10-DAT含量最高，达0.069 3%，说明10-DAT在中国红豆杉多年生根中分布较多，但采收根部不利于红豆杉生长，因此，不建议将多年生根作为提取的首选部位。

表2-10　秋季红豆杉属植物不同部位的10-DAT含量测定结果

物种	部位	含量平均值/%	STD/%
中国红豆杉	叶	0.010 8	0.001 069 0
	一年生韧皮部	0.005 4	0.000 391 3
	五年生韧皮部	0.004 4	0.000 172 4
	新生绒根	0.006 7	0.000 115 3
	多年生根	0.069 3	0.001 669 0
南方红豆杉	叶	0.005 3	0.000 361 8
	五年生韧皮部	0.001 8	0.000 066 0
	十年生韧皮部	0.009 3	0.000 225 1

（5）秋季红豆杉属植物不同部位三尖杉宁碱含量的对比分析

如表2-11所示，对比秋季红豆杉（中国红豆杉、南方红豆杉）不同部位的三尖杉宁碱含量发现，中国红豆杉新生绒根中三尖杉宁碱含量最高，达0.0155%，其次为多年生根，含量约为0.0132%，远高于叶和一年生韧皮部；南方红豆杉十年生韧皮部中三尖杉宁碱的含量最高，约为0.0023%，而五年生韧皮部和叶中的含量很低。

表2-11 秋季红豆杉属植物不同部位的三尖杉宁碱含量测定结果

物种	部位	含量平均值/%	STD/%
中国红豆杉	叶	0.009 2	0.006 247
	一年生韧皮部	0.000 9	0.001 715
	五年生韧皮部	0.000 8	0.000 375
	新生绒根	0.015 5	0.000 410
	多年生根	0.013 2	0.007 737
南方红豆杉	叶	0.000 9	0.002 164
	五年生韧皮部	0.000 2	0.000 453
	十年生韧皮部	0.002 3	0.001 761

2.2.4 红豆杉属植物不同季节、不同部位及不同生长年限紫杉烷类化合物含量的对比分析

（1）不同季节中国红豆杉不同部位的紫杉烷类化合物的含量对比

如表2-12所示，中国红豆杉叶中的紫杉醇，秋季时含量较高，约是春季时含量的2倍，含量分别为0.0230%、0.0115%；秋季的中国红豆杉一年生韧皮部紫杉醇含量较春季的高得多，约是其5倍，含量分别为0.0139%、0.0030%。结果提示，可能随着季节的变化，叶和韧皮部中的紫杉醇含量会逐渐增加。

表2-12　不同季节中国红豆杉不同部位的紫杉醇含量测定结果

季节	部位	含量平均值/%	STD/%
春季	一年生韧皮部	0.003 0	0.000 1
	叶	0.011 5	0.001 5
秋季	一年生韧皮部	0.013 9	0.001 1
	五年生韧皮部	0.005 2	0.000 4
	新生绒根	0.023 7	0.000 2
	多年生老根	0.060 3	0.001 6
	叶	0.023 0	0.000 5

如表 2-13 所示，对比不同季节中国红豆杉的叶和一年生韧皮部中巴卡亭Ⅲ的含量发现，秋季的中国红豆杉的叶和一年生韧皮部中巴卡亭Ⅲ的含量均高于春季的。表明秋季中国红豆杉中巴卡亭Ⅲ含量可能高于春季中国红豆杉。对比天然东北红豆杉中紫杉烷类化合物的分布及变化规律，秋季的中国红豆杉中巴卡亭Ⅲ的含量最高。

表2-13　不同季节中国红豆杉不同部位的巴卡亭Ⅲ含量测定结果

季节	部位	含量平均值/%	STD/%
春季	叶	0.007 6	0.001 0
	一年生韧皮部	0.004 3	0.000 1
秋季	叶	0.021 5	0.000 2
	一年生韧皮部	0.009 1	0.000 6

如表 2-14 所示，通过对比发现不同季节中国红豆杉中 10-DAB 的含量也表现出不同的分布规律，春季中国红豆杉叶中 10-DAB 的平均含量为 0.032 4%，秋季中国红豆杉叶中 10-DAB 的平均含量为 0.052 7%，可知，秋季的红豆杉叶中 10-DAB 含量大于春季含量，可能是由于夏秋季节，阳光更加充足，植物光合作用增强，进而提高了植物的合成效率。无论是春季还是秋季，红豆杉叶中 10-DAB 的含量都是大于一年生韧皮部中含量的。

表2-14　不同季节中国红豆杉不同部位的10-DAB含量测定结果

季节	部位	含量平均值/%	STD/%
春季	一年生韧皮部	0.025 2	0.000 552
	叶	0.032 4	0.002 611
秋季	一年生韧皮部	0.018 4	0.001 872
	叶	0.052 7	0.002 371

如表2-15所示,通过对比不同季节中国红豆杉中的10-DAT含量发现,不同季节的中国红豆杉,相同部位的10-DAT含量也有差异。秋季的中国红豆杉叶和一年生韧皮部含量分别为0.010 8%、0.005 4%,高于春季时的0.008 2%、0.003 7%。说明中国红豆杉新生茎和叶中10-DAT会随季节改变,在秋季时含量较多,可能是10-DAT随茎叶的生长而积累,但积累速度极缓。这些结果与南方红豆杉枝叶中5种紫杉烷类化合物含量季节变化相似。

表2-15　不同季节中国红豆杉不同部位的10-DAT含量测定结果

季节	部位	含量平均值/%	STD/%
春季	一年生韧皮部	0.003 7	0.001 297 0
	叶	0.008 2	0.008 018 0
秋季	一年生韧皮部	0.005 4	0.000 391 3
	叶	0.010 8	0.001 069 0

如表2-16所示,对比不同季节中国红豆杉中的三尖杉宁碱含量可以发现,不同季节的同种红豆杉,相同部位三尖杉宁碱的含量也有差异。秋季的中国红豆杉叶和一年生韧皮部含量分别为0.009 2%、0.000 9%,均高于春季时的0.007 6%、0.000 4%。结果表明,随着季节变化,中国红豆杉不同部位中的三尖杉宁碱也会变化,秋季三尖杉宁碱含量增加,与三尖杉宁碱在茎叶中的积累有关。

表2-16　不同季节中国红豆杉不同部位的三尖杉宁碱含量测定结果

季节	部位	含量平均值/%	STD/%
春季	一年生韧皮部	0.000 4	0.001 880
	叶	0.007 6	0.000 927

续表 2-16

季节	部位	含量平均值/%	STD/%
秋季	一年生韧皮部	0.000 9	0.001 715
	叶	0.009 2	0.006 247

（2）不同生长年限紫杉烷类化合物的含量对比

如表 2-7 所示，秋季南方红豆杉五年生韧皮部和十年生韧皮部中的紫杉醇含量分别为 0.001 8%、0.001 9%，表明南方红豆杉韧皮部紫杉醇含量可能到一定年限后不再随着时间的变化而发生改变；而秋季的中国红豆杉一年生韧皮部与五年生韧皮部相比，紫杉醇含量分别为 0.013 9%、0.005 2%，一年生约是五年生的3 倍，认为中国红豆杉韧皮部紫杉醇含量可能会随着年限的延长而减少，但其根部却相反，会随着年限的延长逐渐增加，这一研究结果体现出部位的差异性。

如表 2-8 所示，秋季中国红豆杉多年生根中巴卡亭Ⅲ的含量为 0.015 4%，比新生绒根中的含量约高 2 倍；而一年生韧皮部中巴卡亭Ⅲ的含量为 0.009 1%，比五年生韧皮部的含量约高 7 倍；秋季南方红豆杉五年生韧皮部中巴卡亭Ⅲ的含量为 0.006 0%，约是十年生的韧皮部中巴卡亭Ⅲ含量的 20 倍。综上结果表明，在红豆杉的韧皮部中，巴卡亭Ⅲ的含量可能是随年限的增加而逐渐减少，而在红豆杉的根部中，巴卡亭Ⅲ的含量可能随年限的增加而逐渐增加。

本实验研究结果与以往文献中记载的结果有所差异，但也存在部分红豆杉物种中巴卡亭Ⅲ的含量相似，本实验对测定巴卡亭Ⅲ含量的色谱条件进行了进一步的优化，主要是对红豆杉属植物的韧皮部及叶的组织部位进行研究，与以往的部分文献研究的内容相比，更加细化。

如表 2-9 所示，无论是秋季中国红豆杉还是秋季南方红豆杉，韧皮部和根部中的 10-DAB 含量随着年限增长都会出现含量差异，均有所下降。秋季中国红豆杉一年生韧皮部中 10-DAB 的含量为 0.018 4%，高于五年生韧皮部中的0.008 9%，新生根中 10-DAB 的含量（0.016 6%）也高于多年生根中的含量（0.013 7%）。秋季南方红豆杉五年生韧皮部中 10-DAB 的含量为 0.004 4%，高于十年生韧皮部中的含量（0.003 7%）。由此可见，随着时间的推移，各个部位的10-DAB 含量均会降低。这可能是红豆杉植物体内的一些物质对其生长起着一定的作用,因此随着时间的推移,会消耗掉这些物质,来维持正常生长,产生10-DAB含量减少的现象。

如表2-10所示,秋季中国红豆杉多年生根部中10-DAT的含量为0.0693%,而新生绒根中的含量为0.0067%,多年生根部中10-DAT的含量约是新生绒根中含量的10倍,说明中国红豆杉根部中10-DAT会随时间增加而积累。相反,中国红豆杉五年生韧皮部中10-DAT的含量比一年生韧皮部中的含量低。秋季南方红豆杉中十年生韧皮部中10-DAT的含量高于五年生韧皮部,表明红豆杉韧皮部中10-DAT的含量随着生长年限的变化可能表现为先降低后增加的趋势。

如表2-11所示,秋季中国红豆杉多年生根部中三尖杉宁碱的含量为0.0132%,而新生绒根中的含量为0.0155%,说明中国红豆杉根部的三尖杉宁碱与根部生长年限关系不大,含量稳定。同时,五年生韧皮部中三尖杉宁碱的含量与一年生韧皮部中三尖杉宁碱的含量也相差不大。而秋季南方红豆杉中十年生韧皮部中三尖杉宁碱的含量远高于五年生韧皮部中的含量,说明南方红豆杉韧皮部中的三尖杉宁碱会随时间增加而积累。

(3)紫杉醇与其他紫杉烷类化合物的含量比较

本研究将紫杉醇与其他紫杉烷类化合物含量进行对比研究。将春季的3种红豆杉的叶中紫杉醇和其他4种紫杉烷类化合物的含量对比,5种成分中,紫杉醇和10-DAB含量相对较高,其次是三尖杉宁碱和10-DAT,相对而言,巴卡亭Ⅲ整体的含量较低。这与红豆杉属植物中紫杉烷化合物含量比较与分析测定结果基本一致。曼地亚红豆杉叶中紫杉醇、三尖杉宁碱、10-DAT这3种物质的含量均高于其他红豆杉,10-DAB的含量略低于东北红豆杉,但是巴卡亭Ⅲ的含量低于中国红豆杉。

对比不同季节的中国红豆杉叶中的紫杉醇和其他4种紫杉烷类化合物的含量,5种成分的变化规律均相同,秋季中国红豆杉各物质含量均高于春季,含量会随季节的变化而变化,可以将秋季的中国红豆杉叶作为提取这几种物质的首选。相较而言,叶中5种成分含量最低的是三尖杉宁碱。

对比同一红豆杉物种中不同部位中紫杉醇和其他4种紫杉烷类化合物的含量,秋季的中国红豆杉叶、根部含量较高,因此选择叶、新生根部和多年生根部的含量进行对比。5 种成分中,紫杉醇和 10-DAT 在多年生老根中的含量远高于在新生绒根和叶中,三尖杉宁碱在根部中的含量略高于在叶中,而巴卡亭Ⅲ则相反,在叶中的含量高于在新根和老根中。紫杉醇、10-DAT 和巴卡亭Ⅲ在根部的积累规律相同,都是随着年限的延长各物质的含量在增加。而三尖杉宁碱、10-DAB 在根部的积累规律与前者不同,随之年限的延长,各物质的含量没有明显的变化。这些研究表明,不同物质在红豆杉根部的累积存在差异,这可能与红豆杉的生长过程有关。

本研究对色谱条件进行了进一步优化,选择相对合适的洗脱梯度,防止其他物质混淆实验结果;并对红豆杉属植物的某些部位做了针对性实验,主要是对红豆杉属植物的韧皮部和叶部位进行研究,且对红豆杉属植物之间进行季节区分,相同部位进行年限区分。本次实验主要研究的是近两年新生长出来的红豆杉植株,以观察如今红豆杉属植物中紫杉醇的含量变化情况,结果体现出如今的红豆杉中紫杉醇含量有所减少。且研究发现,红豆杉属植物都有一个相同点,就是叶部位的紫杉醇含量均比韧皮部部位的含量高。植物的叶作为可再生资源,每年都可以采取,更利于紫杉醇和其他紫杉烷类化合物的提取,同时为了更大程度地利用红豆杉,育种可以优先选择曼地亚红豆杉。

2.3　结论

本实验对不同季节红豆杉属植物不同部位的紫杉醇、巴卡亭Ⅲ、10-DAB、10-DAT、三尖杉宁碱的含量进行了测定,建立了相应含量测定的 HPLC 分析方法,并对其进行方法学验证,确定了 HPLC 法测定的色谱条件——采用 ZOR BAX Eclipse XDB-C18(250 mm×4.6 mm,5 μm)为色谱柱,流动相为乙腈和水,梯度洗脱 0~55 min,流速为 1.0 mL/min,柱温为 30 ℃,紫外检测波长为 227 nm,进样量体积为 10.0 μL。建立紫杉醇、巴卡亭Ⅲ、10-DAB、10-DAT、三尖杉宁碱的标准曲线方程,峰面积和样品浓度呈良好的线性关系。稳定性、重复性、精密度 RSD 值均<10%,说明本实验方法稳定性好、重复性好、精密度高,符合加样回收率的要求。

秋季采摘的中国红豆杉多年生老根部位中紫杉醇平均含量最高为

0.060 3%,其次是其新生绒根和叶部位,分别为 0.023 7%、0.023 0%,其余相对较低;春季曼地亚红豆杉叶中紫杉醇含量较高,为 0.022 7%。这一数据表明中国红豆杉和曼地亚红豆杉的紫杉醇含量是相对较高的,且采摘的时间最好在每年的秋季。

春季的红豆杉中,东北红豆杉和曼地亚红豆杉的一年生韧皮部中巴卡亭Ⅲ较多,而中国红豆杉则是叶中巴卡亭Ⅲ含量较多,数据对比表明曼地亚红豆杉一年生韧皮部中巴卡亭Ⅲ的含量最高,最适合用于提取巴卡亭Ⅲ;秋季红豆杉中,中国红豆杉叶是最适合用于提取巴卡亭Ⅲ的部位。就季节而言,秋季的中国红豆杉一年生韧皮部和叶中巴卡亭Ⅲ含量均高于春季的,表明巴卡亭Ⅲ含量会随季节而改变,在秋季时含量较多,秋季中国红豆杉叶可作为提取巴卡亭Ⅲ的首选部位;就生长年限而言,在红豆杉的韧皮部中巴卡亭Ⅲ的含量可能与年限成反比,而在红豆杉的根部巴卡亭Ⅲ的含量可能与年限成正比。

东北红豆杉和曼地亚红豆杉叶中 10-DAB 的含量最高,对比该实验中的红豆杉属植物部位,10-DAB 主要分布在红豆杉叶中,除了南方红豆杉叶和韧皮部中10-DAB 含量差别不大,这也表明是存在着物种差异性的。东北红豆杉叶中 10-DAB 的含量为该实验中所有物种所有部位中含量最多的,因此叶可作为提取 10-DAB 的首选部位。对于不同季节的红豆杉,秋季中国红豆杉叶中 10-DAB 的含量要高于春季中国红豆杉中的含量,但是韧皮部中的 10-DAB 含量要低于春季的含量;在中国红豆杉和南方红豆杉关于年限的测定含量比较中,韧皮部和根部的10-DAB 含量均会随着年限增长而有所下降。

本实验从红豆杉属不同部位、不同季节、不同生长年限等方面对红豆杉中10-DAT 的含量进行了对比分析。对春季红豆杉(中国红豆杉、东北红豆杉、曼地亚红豆杉)不同部位的 10-DAT 含量进行测定发现:10-DAT 在红豆杉中的分布表现出明显的物种差异,其中曼地亚红豆杉中 10-DAT 含量最高的,可作为 10-DAT 提取分离的首选。对比秋季红豆杉(中国红豆杉、南方红豆杉)不同部位的10-DAT 含量发现:10-DAT 在中国红豆杉和南方红豆杉中的分布相似,中国红豆杉多年生根中的含量虽高,但采收根部不利于红豆杉存活,不建议用作 10-DAT提取的首选部位。对不同季节的中国红豆杉中 10-DAT 的含量对比发现:分布在新生茎叶中的 10-DAT 含量会随茎叶的生长而积累,因此可在秋季中国红豆杉茎和叶中提取 10-DAT。对秋季中国红豆杉新生绒根和多年生根进行含量测定后发现,其根部中的 10-DAT 会随年限增长而积累。红豆杉韧皮部中 10-DAT 的含量随韧皮部生长年限的增长表现为先降低后增加的趋势。

对春季红豆杉(中国红豆杉、东北红豆杉、曼地亚红豆杉)不同部位的三尖杉宁碱含量进行测定发现:在这 3 种红豆杉中,三尖杉宁碱均在叶中含量高,而在一年生韧皮部中含量很少,甚至几乎没有。所以可将春季红豆杉叶作为三尖杉宁碱提取分离的首选部位,曼地亚红豆杉为首选物种。对比秋季红豆杉(中国红豆杉、南方红豆杉)不同部位的三尖杉宁碱含量发现:秋季中国红豆杉根部中三尖杉宁碱含量高于韧皮部,且新生绒根含量高于多年生根;南方红豆杉中十年生韧皮部含量最高,但叶和五年生韧皮部中含量明显低于十年生韧皮部。中国红豆杉多年生根中三尖杉宁碱的含量虽高,但由于根部生长缓慢,大量采收不利于红豆杉存活,不建议用作三尖杉宁碱提取的首选部位。对比不同季节的中国红豆杉中三尖杉宁碱的含量发现:秋季中国红豆杉茎和叶中三尖杉宁碱的含量均高于春季中国红豆杉中的含量,说明中国红豆杉新生茎和叶中三尖杉宁碱的含量会随季节的变化而变化,可以将秋季的中国红豆杉茎和叶作为提取三尖杉宁碱的首选部位。秋季中国红豆杉多年生的根部与新生绒根中三尖杉宁碱的含量接近,中国红豆杉根部中的三尖杉宁碱与其生长年限关系不大。

参考文献

[1] 王潞娜,王红芳,宋小飞,等.高效液相色谱法同时测定 10-去乙酰基巴卡亭Ⅲ 中 4 种有关物质[J].海峡药学,2021,33(10):54-57.

[2] 郑德勇.我国 3 种红豆杉各部位紫杉醇含量的比较[J].森林与环境学报, 2003,23(2):160-163.

[3] 朱慧芳,郑文龙,王玉亮,等.三种红豆杉属植物中紫杉烷类化合物含量的检测与分析[J].上海交通大学学报(农业科学版),2010,28(1):9-13.

[4] 吴长桥,蒋路园,杨艳芳,等.红豆杉属植物中紫杉烷化合物含量比较与分析[J].中草药,2021,52(2):538-543.

[5] 徐博涵,董玉山,熊德元.河南地区红豆杉中紫杉烷类化合物含量分析[J].河南农业科学,2014,43(5):142-145.

[6] 宋秋烨.南方红豆杉与引种德国曼地亚红豆杉茎、叶中紫杉醇和 10-脱乙酰巴

卡亭Ⅲ含量的比较[J].西北药学杂志,2014,29(2):129-132.

[7]YU C N, GUO H, ZHANG Y Y, et al. Identification of potential genes that contributed to the variation in the taxoid contents between two Taxus species(*Taxus media* and *Taxus mairei*)[J]. Tree Physiol,2017,37(12):1659-1671.

[8]赵鑫童,闭帅珠,唐洪节,等.HPLC法测定不同种类的红豆杉中紫杉醇的含量[J].中国标准化,2018(A1):222-225.

[9]柏培磊,孙启武,蒋继宏,等.不同产地南方红豆杉枝叶的紫杉醇含量及其指纹图谱的比较分析[J].植物资源与环境学报,2012,21(1):64-69.

[10]常醉.天然东北红豆杉中紫杉烷类化合物的分布及变化规律[D].哈尔滨:东北林业大学,2012.

[11]高银祥,杨逢建,张玉红,等.南方红豆杉枝叶中6种紫杉烷类化合物含量季节变化[J].植物研究,2014,34(2):266-270.

[12]成芳.南方红豆杉针叶紫杉烷类化合物、黄酮和多糖含量测定方法及时节变化[D].乌鲁木齐:新疆农业大学,2016.

[13]姜艳,沈晨佳,周丹英,等.红豆杉属植物中紫杉烷类化合物含量比较[J].浙江农业科学,2018,59(12):2280-2282,2285.

[14]卢轩,孙业青,程子芪,等.矮紫杉中紫杉烷类成分及其抗肿瘤活性研究[J].中草药,2021,52(17):5210-5217.

第 3 章

响应面分析法优化南方红豆杉叶中总黄酮提取工艺研究

3.1 材料与方法

3.1.1 材料

（1）实验材料

实验所用材料（南方红豆杉）由湖北省襄阳市林业科学研究所提供,种植在平顶山学院校外基地。

（2）实验仪器

752 型紫外可见分光光度计（上海舜宇恒平科学仪器有限公司）、101-1 型电热鼓风干燥箱（北京中兴伟业仪器有限公司）、SHZ-D（Ⅲ）型循环水式多用真空泵（河南省予华仪器有限公司）、AE323J 型电子天平（上海舜宇恒平科学仪器有限公司）、DHG-9245A 型鼓风干燥箱（上海一恒科技有限公司）、FW-100 型高速万能粉碎机（北京中兴伟业仪器有限公司）、TG16G 型台式高速离心机（湖南凯达科学仪器有限公司）、1830C 型纯水机（重庆摩尔水处理设备有限公司）、KQ-50DE 型数控超声波清洗机（昆山市超声仪器有限公司）。

（3）实验试剂

芦丁标准品购自中美泰和生物技术（北京）有限公司;无水乙醇购自洛阳昊

华化学试剂有限公司;亚硝酸钠($NaNO_2$)、六水三氯化铝($AlCl_3 \cdot 6H_2O$)购自天津市风船化学试剂科技有限公司;氢氧化钠($NaOH$)购自天津市大茂化学试剂厂。

3.1.2　方法

(1)原材料处理

将采集的南方红豆杉叶用自来水洗净后,用蒸馏水洗3遍,置于50 ℃的电热鼓风干燥箱中烘干后,粉碎处理,用60目筛网过筛,收集已过筛的红豆杉叶粉末,备用。

(2)紫外分光光度法显色剂的配制

1)配制0.50 mol/L的$NaNO_2$溶液:精密称取1.72 g $NaNO_2$,置于50 mL容量瓶中,加少量蒸馏水溶解后,加蒸馏水至刻度,充分混匀后,备用。

2)配制0.30 mol/L的$AlCl_3 \cdot 6H_2O$溶液:精密称取3.62 g $AlCl_3 \cdot 6H_2O$,置于50 mL容量瓶中,加少量蒸馏水溶解后,加蒸馏水至刻度,充分混匀后,备用。

3)配制1.00 mol/L的$NaOH$溶液:精密称取2.00 g $NaOH$,置于50 mL容量瓶中,加少量蒸馏水溶解后,加蒸馏水至刻度,充分混匀后,备用。

(3)标准溶液的制备

在本实验中,称量10.00 mg芦丁标准品置于105 ℃的电热鼓风干燥箱中烘干至恒重,加无水乙醇溶解,并用无水乙醇补充至5.00 mL,配成浓度为2.00 mg/mL芦丁标准溶液,备用。

(4)标准曲线的绘制

本次实验参考李铂和王俊青等的方法并稍加以改动:依次精密移取浓度为2.00 mg/mL的芦丁标准溶液0.00 mL、0.10 mL、0.20 mL、0.30 mL、0.40 mL、0.50 mL、0.75 mL、1.00 mL置于试管中,分别加入一定量的蒸馏水至1.00 mL,摇匀,配制成质量浓度依次为0.00 mg/mL、0.20 mg/mL、0.40 mg/mL、0.60 mg/mL、0.80 mg/mL、1.00 mg/mL、1.50 mg/mL、2.00 mg/mL的标准溶液。

从各浓度标准溶液中分别取 0.20 mL 另置试管中,依次加入无水乙醇 3.40 mL,
0.50 mol/L NaNO$_2$ 溶液 0.15 mL,摇匀;再加入 0.30 mol/L 的 AlCl$_3$ · 6H$_2$O 溶液
0.15 mL,摇匀,放置 5 min;最后加入 1.00 mol/L 的 NaOH 溶液 1.00 mL,摇匀,在
波长 506 nm 处测定其吸光度(A),并以吸光度为纵坐标(Y),芦丁标准溶液质量
浓度(c)为横坐标(X),绘制标准曲线,得到回归方程 $Y = 0.526\,5X + 0.008\,4$,相关
系数(R)= 0.998 9,见图 3-1。

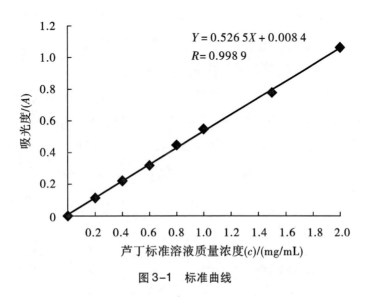

图 3-1　标准曲线

(5) 单因素实验的设计

1) 液料比对总黄酮提取量的影响

精密称取每份 0.200 g 南方红豆杉叶粉末置于 50 mL 小烧杯中,共取 5 份,在
乙醇浓度 65%、提取时间 60 min 的条件下,分别加入液料比为 15∶1、20∶1、
25∶1、30∶1、35∶1(mL/g)的乙醇溶液,并用薄膜胶布密封进行超声提取。提取
完毕后,分别将其于离心速度 12 000 r/min 下离心 10 min,上清液用 65% 乙醇溶
液定容至 25 mL 容量瓶中,摇匀。取样加显色剂,平行测定 3 次。

2) 提取时间对总黄酮提取量的影响

精密称取每份 0.200 g 南方红豆杉叶粉末置于 50 mL 小烧杯中,共取 5 份,在
液料比 30∶1(mL/g)、乙醇浓度 65% 的条件下,分别提取 30 min、40 min、50 min、
60 min、70 min,并用薄膜胶布密封进行超声提取。提取完毕后,分别将其于离心

速度12 000 r/min下离心10 min,上清液用65%乙醇溶液定容至25 mL容量瓶中,摇匀。取样加显色剂,平行测定3次。

3)乙醇浓度对总黄酮提取量的影响

精密称取每份0.200 g南方红豆杉叶粉末置于50 mL小烧杯中,共取5份,在液料比30∶1(mL/g)、提取时间60 min的条件下,分别加入浓度为55%、60%、65%、70%、75%的乙醇溶液,并用薄膜胶布密封进行超声提取。提取完毕后,分别将其于离心速度12 000 r/min下离心10 min,上清液用相应浓度乙醇溶液定容至25 mL容量瓶中,摇匀。取样加显色剂,平行测定3次。

4)提取次数对总黄酮提取量的影响

精密称取每份0.200 g南方红豆杉叶粉末置于50 mL小烧杯中,共取3份,在液料比30∶1(mL/g)、提取时间60 min、乙醇浓度65%的条件下,用薄膜胶布密封好,以提取次数为1次、2次、3次进行超声提取。每次提取后,分别将其于离心速度12 000 r/min下离心10 min,收集上清液,下层倒入烧杯继续按上述条件进行第二次提取,依此类推。最终加入65%乙醇并定容至25 mL容量瓶中,摇匀。取样加显色剂,平行测定3次。

(6)总黄酮提取量的计算

总黄酮提取量E(mg/g)的计算公式为:

$$E(\text{mg/g}) = \frac{c \times V \times n}{m}$$

c:根据标准曲线回归方程求出的总黄酮质量浓度(mg/mL)。V:离心液定容的体积(mL)。m:样品质量(g)。n:提取液的稀释倍数。

(7)响应面分析法的设计

通过单因素实验结果,确定响应面分析法实验设计的因素和水平,即选取液料比(X_1)、提取时间(X_2)、乙醇浓度(X_3)3个因素,鉴于Box-Benhnken中心组合设计原理,选取各单因素实验最优值为中心,上下再取1个值作为响应面设计的3个水平,选取总黄酮提取量为评价标准,进行3因素3水平17个实验点的响应面分析,其中0点实验重复5次,以估算误差,如表3-1所示。

表 3-1　响应面分析法的因素及水平

因素	水平		
	-1	0	1
液料比(X_1)/(mL/g)	25 : 1	30 : 1	35 : 1
提取时间(X_2)/min	50	60	70
乙醇浓度(X_3)/%	60	65	70

(8)数据处理

实验数据重复3次,以平均值±标准差表示,作图采用 Excel 2010 电子表格软件。采用 Design-Expert 8.0.6 软件进行响应面设计、回归分析、模型建立及优化分析。采用 DPS 7.05 软件进行方差分析、显著性分析。

3.2　结果与分析

3.2.1　单因素实验

(1)液料比对总黄酮提取量的影响

设定在乙醇浓度65%、提取时间60 min 的条件下,研究液料比分别为15 : 1、20 : 1、25 : 1、30 : 1、35 : 1(mL/g)对南方红豆杉叶中总黄酮提取量的影响,如图3-2所示。随着液料比的增加,总黄酮提取量曲线呈上升趋势,在液料比为30 : 1(mL/g)的时候达到最大值,随后曲线骤然降低。可能当液料比为30 : 1(mL/g)时,南方红豆杉叶粉末中溶出的总黄酮量达到饱和,因此得出最佳提取液料比为30 : 1(mL/g),此时总黄酮提取量为84.23 mg/g。

(2)提取时间对总黄酮提取量的影响

设定在液料比30 : 1(mL/g)、乙醇浓度65%的条件下,研究提取时间分别为30 min、40 min、50 min、60 min、70 min 对南方红豆杉叶中总黄酮提取量的影响,如

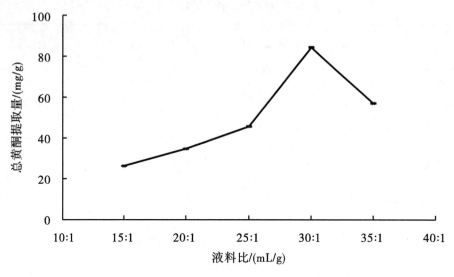

图 3-2　液料比对南方红豆杉叶总黄酮提取量的影响

图 3-3 所示。随时间的增长,总黄酮提取量曲线先呈上升趋势,在 60 min 时达到最高点,而后下降,说明此时总黄酮提取量最大。由此得出其最佳提取时间为 60 min,此时总黄酮的提取量为 84.20 mg/g。

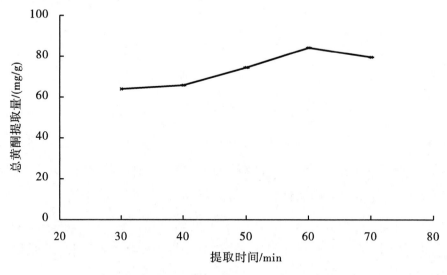

图 3-3　提取时间对南方红豆杉叶总黄酮提取量的影响

（3）乙醇浓度对总黄酮提取量的影响

设定在液料比 30：1（mL/g）、提取时间 60 min 的条件下,研究乙醇浓度分别为 55%、60%、65%、70%、75%对南方红豆杉叶中总黄酮提取量的影响,如

图 3-4 所示。总黄酮提取量的总体趋势是先升高,在乙醇浓度为 65% 时到达最大值然后下降,说明此时总黄酮提取量最大。因此得出最佳乙醇浓度为 65%,此时总黄酮的提取量为 85.24 mg/g。

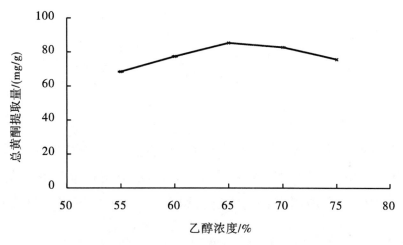

图 3-4　乙醇浓度对南方红豆杉叶总黄酮提取量的影响

(4)提取次数对总黄酮提取量的影响

设定在液料比 30：1(mL/g)、提取时间 60 min、乙醇浓度 65% 的条件下,研究提取次数对总黄酮提取量的影响,如图 3-5 所示。提取次数由 1 次到 2 次,总黄酮提取量上升比较明显;2 次以后,总黄酮提取量上升不明显。提取次数过多,不利于节省时间,且浪费试剂,故后续响应面分析法实验均采用超声提取 2 次。

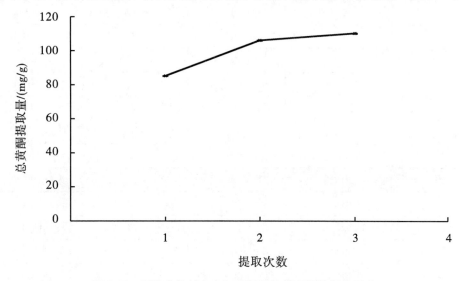

图 3-5　提取次数对南方红豆杉叶总黄酮提取量的影响

3.2.2　响应面分析法优化提取的分析

(1)因素水平的选取

参考本章3.1.2中"响应面分析法的设计"相关内容。

(2)响应面分析法的结果分析

根据3因素3水平17个实验点的响应面进行实验,结果见表3-2,利用Design-Expert 8.0.6软件对其结果进行多元线性回归拟合,得到总黄酮提取量(Y)对液料比(X_1)、提取时间(X_2)、乙醇浓度(X_3)的二次多项回归模型,计算公式为:

$$Y = 106.16 + 2.77X_1 - 1.06X_2 + 1.36X_3 + 1.15X_1X_2 - 2.45X_1X_3 + 0.22X_2X_3 - 5.97X_1^2 - 1.20X_2^2 - 2.91X_3^2$$

表3-2　响应面设计方案与结果

实验编号	液料比(X_1)/(mL/g)	提取时间(X_2)/min	乙醇浓度(X_3)/%	总黄酮提取量/(mg/g)
1	25∶1	50	65	98.20
2	35∶1	50	65	102.63
3	25∶1	70	65	93.05
4	35∶1	70	65	102.07
5	25∶1	60	60	91.78
6	35∶1	60	60	101.04
7	25∶1	60	70	98.43
8	35∶1	60	70	97.88
9	30∶1	50	60	101.12
10	30∶1	70	60	99.30
11	30∶1	50	70	104.37
12	30∶1	70	70	103.42
13	30∶1	60	65	105.80
14	30∶1	60	65	106.13

续表 3-2

实验编号	液料比(X_1)/(mL/g)	提取时间(X_2)/min	乙醇浓度(X_3)/%	总黄酮提取量/(mg/g)
15	30:1	60	65	106.66
16	30:1	60	65	106.26
17	30:1	60	65	105.96

　　为了说明回归方程的有效性及各因素对提取量的影响程度,对上述回归模型进行方差分析。由表 3-3 可知,模型 $P<0.0001$,回归方程具有显著性,可用于替代实验点对实验结果进行分析,并进一步对回归方程各项作显著性检验。其中,液料比(X_1)、乙醇浓度(X_3)、液料比的二次项(X_1^2)、乙醇浓度的二次项(X_3^2)、液料比与乙醇浓度的交互项(X_1X_3)的 P 值均小于 0.01,表明对总黄酮提取量影响极显著;提取时间(X_2)、提取时间的二次项(X_2^2)、液料比与提取时间的交互项(X_1X_2)的 P 值均大于 0.01、小于 0.05,表明对总黄酮提取量影响显著;乙醇浓度与提取时间的交互项(X_2X_3)的 P 值大于 0.05,说明对总黄酮提取量影响不显著。该拟合方程的二次项均为负数,所以开口向下,相应的响应图见图 3-6 ~ 图 3-8。失拟项检验的 P 值为 0.0088(<0.01),表明模型充分拟合实验数据,受其他因素的影响不显著。在所选取的各因素水平范围内,按照对结果的影响进行排序,其影响顺序为液料比>乙醇浓度>提取时间。

表 3-3　响应面法实验数据回归方程的方差分析

方差来源	平方和	自由度	均方	F 值	P 值	显著性
模型	320.81	9	35.65	40.24	<0.0001	＊＊
X_1	61.38	1	61.38	69.29	<0.0001	＊＊
X_2	8.99	1	8.99	10.15	0.0154	＊
X_3	14.74	1	14.74	16.64	0.0047	＊＊
X_1X_2	5.27	1	5.27	5.95	0.0449	＊
X_1X_3	24.06	1	24.06	27.16	0.0012	＊＊
X_2X_3	0.19	1	0.19	0.21	0.6580	
X_1^2	150.18	1	150.18	169.53	<0.0001	＊＊
X_2^2	6.09	1	6.09	6.87	0.0344	＊

续表 3-3

方差来源	平方和	自由度	均方	F 值	P 值	显著性
X_3^2	35.59	1	35.59	40.17	0.000 4	* *
残差	6.20	7	0.89			
失拟项	5.77	3	1.92	17.87	0.008 8	
纯误差	0.43	4	0.11			
总计	327.01	16				

注：* 表示 0.05 显著水平；* * 表示 0.01 显著水平。

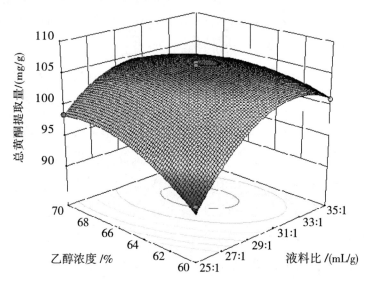

图 3-6 乙醇浓度与液料比的交互作用对总黄酮提取量的影响

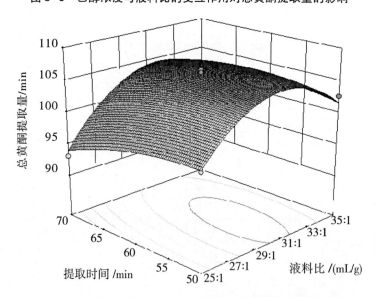

图 3-7 提取时间与液料比的交互作用对总黄酮提取量的影响

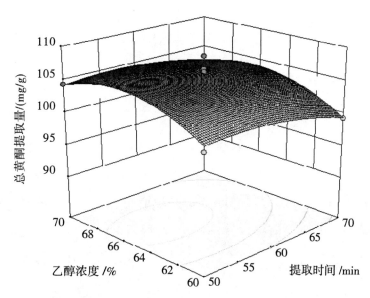

图 3-8　乙醇浓度与提取时间的交互作用对总黄酮提取量的影响

(3)最优超声提取工艺的确定

利用 Design-Expert 8.0.6 软件对提取工艺条件进行优化,得出理论最优超声提取的工艺参数为液料比 30.84∶1(mL/g)、提取时间 56.52 min、乙醇浓度 65.75%,该条件下总黄酮的理论提取量为 106.68 mg/g。为了在实验中操作方便,提取工艺条件修正为液料比 31∶1(mL/g)、提取时间 57 min、乙醇浓度 66%、超声提取 2 次下进行验证,结果见表 3-4,测得总黄酮提取平均值为 106.25 mg/g,RSD 值为 0.68%,结果与软件分析得到的预测值相近,证明实验模型选择可靠,此提取工艺可行。

表 3-4　实验验证响应面优化条件

实验编号	总黄酮提取量/(mg/g)	平均总黄酮提取量/(mg/g)	RSD/%
1	105.74		
2	107.22	106.25	0.68
3	105.79		

3.3 讨论和结论

3.3.1 讨论

由本实验可知,南方红豆杉叶中总黄酮提取量相对较多,所需耗材及步骤也不非常复杂。而且同热回流提取等法相比,过程简单,较易进行,提取所得总黄酮含量也较多。本实验对南方红豆杉叶中总黄酮提取工艺的研究,提供了一定的参考价值。

查阅相关红豆杉科属的文献资料得知,目前国内对红豆杉中总黄酮的提取及测定研究均显示红豆杉中有较高的总黄酮含量。如李石清等采用微波法提取南方红豆杉枝叶中的总黄酮,其含量为 81.16 mg/g,提取最佳条件为液料比 27.39∶1(mL/g)、提取时间 15.27 min、乙醇浓度 61.44%、微波频率 1 887 MHz;孔繁晟等用紫外分光光度法提取云南红豆杉枝叶中的总黄酮,其含量为 50.1 mg/g;卫强等用 3 种方法对皖南地区红豆杉枝叶中的总黄酮进行提取并比较,煮沸法以水为溶剂提取总黄酮含量为 78.57 mg/g,回流法以 75% 乙醇为溶剂提取总黄酮含量为 89.21 mg/g,超声法以水为溶剂提取总黄酮含量为 100.26 mg/g。

对比上述文献可知,本实验提取所得的总黄酮量较多。进一步分析比较,本实验所用材料为科技推广站提供的优培南方红豆杉叶,而其他文献材料大多为枝叶;并且本实验以含水乙醇为提取溶剂,与单纯的水提结果相比会有所差异。由于物种产地、仪器功率、提取时间、溶剂极性等方面的差异,结果略有不同,但均有一定的实验参考价值。

3.3.2 结论

本实验根据 Box-Benhnken 中心组合的实验设计原理建立南方红豆杉叶中总黄酮提取工艺的优化回归方程模型,经方差分析该模型拟合度较好。结果表明,液料比、乙醇浓度对总黄酮提取量影响极显著,而提取时间的影响只是显著。同时,借助单因素实验可知,提取次数过多,不仅费时,还浪费试剂,故均采用超声法提取 2 次。由此确定超声提取南方红豆杉叶中总黄酮的最优提取工艺参数为液料比 31∶1(mL/g)、提取时间 57 min、乙醇浓度 66%,总黄酮提取量为 106.25 mg/g。

参考文献

[1] 李铂.丹参近缘种成分差异及毛状根中丹参酮积累调控研究[D].咸阳:西北农林科技大学,2015.

[2] 王俊青,汪全,焦阳阳,等.响应面法优化南方红豆杉叶总黄酮提取工艺研究[J].食品研究与开发,2019,40(2):86-90.

[3] 栾庆祥,赵杨,周欣,等.单因素试验结合响应面分析法优化杜仲最佳提取工艺[J].药物分析杂志,2013,33(5):859-865.

[4] 李双明,代福玲,杨雪姣,等.响应面法优化东北红豆杉多糖脱色工艺[J].食品工业,2014,35(10):31-35.

[5] 孔繁晟,李日许,蔡焕哲,等.响应面分析法优选南方红豆杉中多糖的提取工艺[J].中国药房,2014,25(7):614-617.

[6] 李石清,张春椿,年慧慧,等.响应面分析南方红豆杉黄酮微波提取工艺研究[J].云南中医学院学报,2012,35(3):6-9,19.

[7] 孔繁晟,严春艳,贲永光,等.紫外分光光度法测定云南红豆杉枝叶中总黄酮的含量[J].时珍国医国药,2009,20(2):471-472.

[8] 卫强,张国升,刘金旗,等.皖南地区红豆杉枝叶中总黄酮的超声波提取工艺研究[J].中国医院药学杂志,2014,34(11):886-889.

第4章
均匀设计法优化南方红豆杉叶中总黄酮脱色工艺研究

4.1 材料与方法

4.1.1 材料

实验材料、仪器与试剂详见"第3章3.1.1",其余仪器与试剂分别为PHS-3C型精密pH计(上海晶磁仪器有限公司)、活性炭(天津市华盛化学试剂有限公司)。

4.1.2 方法

(1)原材料的处理

将采集的南方红豆杉叶经电热鼓风干燥箱(温度50 ℃)烘干后,粉碎处理,过60目筛,制成南方红豆杉叶药材粉末,备用。

(2)活性炭的预处理

活性炭在使用前先在电热鼓风干燥箱中于100 ℃下烘45 min,备用。在实验进程中尽量不要取出。

（3）南方红豆杉叶中总黄酮的提取

精密称取南方红豆杉叶粉末 0.500 0 g，置 50 mL 锥形瓶中，在一定液料比、提取时间、提取温度、提取次数、乙醇浓度的条件下，用保鲜膜密封，置于超声波清洗仪中。提取结束后，倒入离心管内，置于台式高速离心机中，以离心速度 4 000 r/min 离心 30 min；合并上清液置于 100 mL 容量瓶中，剩余部分用相同浓度的乙醇溶液定容，摇匀。测其吸光度，平行测定 3 次，作脱色备用。

（4）标准曲线的绘制

参考"第 3 章 3.1.2"相关内容。

（5）总黄酮脱色率和保留率的测定

总黄酮脱色率和保留率的计算公式如下：

$$总黄酮脱色率/\% = \frac{脱色前的吸光度 - 脱色后的吸光度}{脱色前的吸光度} \times 100\%$$

$$总黄酮保留率/\% = \frac{脱色后的总黄酮含量}{脱色前的总黄酮含量} \times 100\%$$

注：如果所提取的总黄酮溶液颜色过深时，可以将其稀释一定的倍数，使其满足标准曲线吸光度的线性范围，然后再进行测定，上述公式可以依据实际情况作相应的修正。

（6）均匀设计优化脱色工艺的方法

均匀设计的基本理念为考虑实验点在实验范围内均匀分布，每个因素仅需用一次，大大减少了实验次数，且实验次数与各因素所取的水平数相等。均匀设计是一种较好的优化方法，既节省时间，又节约资源，适合用来优化工艺条件。

为了解各因素之间的交互影响，本实验采用 DPS（Data Processing System）数据处理系统和 Excel 电子表格软件进行数据分析。在单因素实验的基础上，用均匀实验设计，以脱色时间（X_1）、脱色温度（X_2）、活性炭用量（X_3）及 pH 值（X_4）为因素，以总黄酮保留率（Y_1）和脱色率（Y_2）为考察指标，设计因素水平表。

（7）活性炭脱色单因素工艺的方法

1）等梯度脱色时间下单因素实验

分别取 10 mL 南方红豆杉乙醇提取液置于 100 mL 圆底烧瓶中，每个圆底烧瓶按照脱色时间 10 min、20 min、30 min、40 min、50 min，加入预先处理好的活性炭和搅拌子，在脱色温度为 50 ℃、活性炭用量为 1.00%、pH 值为 6 的条件下，于恒温搅拌反应浴中搅拌脱色。在台式高速离心机中，以离心速度 4 000 r/min 离心 30 min，取上清液于试管中，参考"第 3 章 3.1.2"相关内容加入显色剂，测定吸光度，计算总黄酮保留率和脱色率。

2）等梯度脱色温度下单因素实验

分别取 10 mL 南方红豆杉乙醇提取液置于 100 mL 圆底烧瓶中，每个圆底烧瓶按照脱色温度 30 ℃、40 ℃、50 ℃、60 ℃、70 ℃，加入预先处理好的活性炭和搅拌子，在脱色时间为 30 min、活性炭用量为 1.00%、pH 值为 6 的条件下，于恒温搅拌反应浴中搅拌脱色。在台式高速离心机中，以离心速度 4 000 r/min 离心 30 min。取上清液于试管中，参考"第 3 章 3.1.2"相关内容加入显色剂，测定吸光度，计算总黄酮保留率和脱色率。

3）等梯度活性炭用量下单因素实验

分别取 10 mL 南方红豆杉乙醇提取液置于 100 mL 圆底烧瓶中，每个圆底烧瓶按照活性炭用量 0.25%、0.50%、0.75%、1.00%、1.25%，加入预先处理好的活性炭和搅拌子，在脱色时间为 30 min、脱色温度为 50 ℃、pH 值为 6 的条件下，于恒温搅拌反应浴中搅拌脱色。在台式高速离心机中，以离心速度 4 000 r/min 离心 30 min。取上清液于试管中，参考"第 3 章 3.1.2"相关内容加入显色剂，测定吸光度，计算总黄酮保留率和脱色率。

4）等梯度 pH 值下单因素实验

分别取 10 mL 南方红豆杉乙醇提取液置于 100 mL 圆底烧瓶中，每个圆底烧瓶按照 pH 值 5、6、7、8、9，加入预先处理好的活性炭和搅拌子，在脱色时间为 30 min、脱色温度为 50 ℃、活性炭用量为 0.75% 的条件下，在恒温搅拌反应浴中搅拌脱色。在台式高速离心机中，以离心速度 4 000 r/min 离心 30 min。取上清液于试管中，参考"第 3 章 3.1.2"相关内容加入显色剂，测定吸光度，计算总黄酮保留率和脱色率。

4.2　结果与分析

4.2.1　活性炭脱色单因素实验的结果与分析

（1）脱色时间与脱色效果的关系

在脱色温度 50 ℃、活性炭用量 1.00%、pH 值为 6 的情况下,研究脱色时间（10 ~ 50 min）对总黄酮保留率和脱色率的影响,结果见图 4-1。由图可知,总黄酮保留率与脱色率折线图成反比例趋势,当脱色时间到达 30 min 时,总黄酮脱色率增长缓慢。因此,脱色时间选择在 30 min。

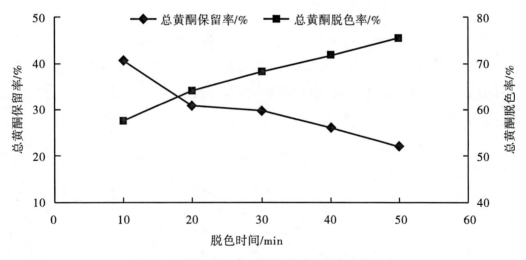

图 4-1　脱色时间对总黄酮保留率和脱色率的影响

（2）脱色温度与脱色效果的关系

在脱色时间 30 min、活性炭用量 1.00%、pH 值为 6 的情况下,研究脱色温度（30 ~ 70 ℃）对总黄酮保留率和脱色率的影响,结果见图 4-2。由图可知,总黄酮保留率与脱色率折线图成反比例趋势,当脱色温度达到 50 ℃时,总黄酮脱色率增长缓慢。因此,脱色温度选择在 50 ℃。

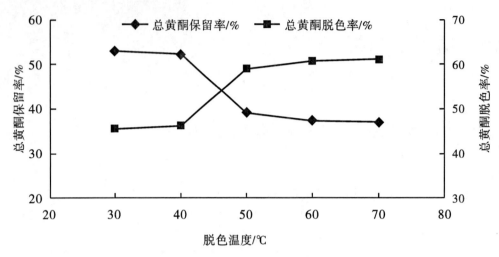

图 4-2　脱色温度对总黄酮保留率和脱色率的影响

(3)活性炭用量与脱色效果的关系

在脱色时间 30 min、脱色温度 50 ℃、pH 值为 6 的条件下,研究活性炭用量(0.25%~1.25%)对总黄酮保留率和脱色率的影响,结果见图 4-3。由图可知,总黄酮保留率与脱色率折线图成反比例趋势,当活性炭用量在 0.75% 时,总黄酮脱色率增长缓慢。因此,活性炭用量选择 0.75%。

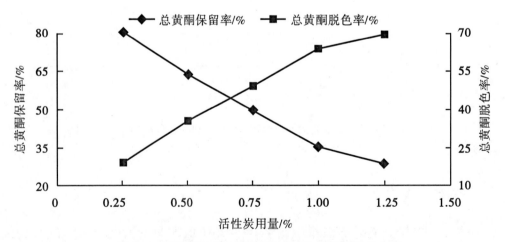

图 4-3　活性炭用量对总黄酮保留率和脱色率的影响

（4）pH 值与脱色效果的关系

在脱色时间 30 min、脱色温度 50 ℃、活性炭用量 0.75% 的条件下,研究 pH 值（5～9）对总黄酮保留率和脱色率的影响,结果见图 4-4。由图可知,总黄酮保留率与脱色率折线图成反比例趋势,当 pH 值为 7,总黄酮脱色率增长缓慢。因此,pH 值选择为 7。

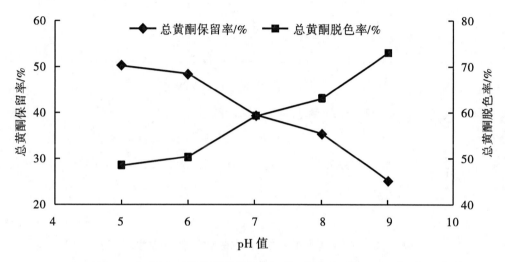

图 4-4 pH 值对总黄酮保留率和脱色率的影响

4.2.2 活性炭脱色均匀设计的结果

根据因素水平表进行各个分组的实验与计算,得到的总黄酮保留率（Y_1）和总黄酮脱色率（Y_2）,见表 4-1。

表 4-1 南方红豆杉叶中总黄酮活性炭脱色均匀设计的测定结果

实验编号	脱色时间（X_1）/min	脱色温度（X_2）/℃	活性炭用量（X_3）/%	pH 值（X_4）	总黄酮保留率（Y_1）/%	总黄酮脱色率（Y_2）/%
1	10	70	0.25	8	77.61	21.79
2	30	50	0.50	9	40.73	57.69
3	40	30	1.25	9	19.64	78.21
4	30	40	0.25	7	86.82	12.82

续表 4-1

实验编号	脱色时间 (X_1)/min	脱色温度 (X_2)/℃	活性炭用量 (X_3)/%	pH 值 (X_4)	总黄酮保留率 (Y_1)/%	总黄酮脱色率 (Y_2)/%
5	10	40	1.00	7	34.46	63.78
6	50	50	0.50	5	60.16	38.78
7	40	70	1.00	6	24.58	73.40
8	50	60	0.75	8	26.89	71.15
9	20	60	1.25	5	18.31	79.49
10	20	30	0.75	6	60.16	38.78

4.2.3 均匀设计实验的结果与分析

根据表 4-1 设定的因素水平,将 X_1、X_2、X_3、X_4 各个数据输入 DPS 软件中进行均匀设计实验结果分析。各因变量与各自变量回归系数、标准系数关系见表 4-2。

表 4-2 南方红豆杉叶中总黄酮保留率的偏相关系数的检验

因素	回归系数	标准系数	t 检验值	P 值
X_1	-0.005 1	-0.305 8	11.004 5	0.008 2
X_2	-0.028 5	-1.721 3	35.778 0	0.000 8
X_3	-1.340 8	-2.021 1	70.229 5	0.000 2
X_4	0.104 5	0.630 1	8.595 1	0.013 3
X_1^2	0.000 1	0.242 9	8.675 4	0.013 0
X_3^2	0.000 2	1.424 3	29.888 2	0.001 1
$X_2 X_3$	0.460 1	1.060 3	36.023 6	0.000 8
$X_3 X_4$	-0.010 9	-0.919 3	12.576 7	0.006 3

以总黄酮脱色率为目标函数,对实验结果进行偏最小二乘建模。采用偏最小二乘二次多项式回归分析,建立 4 个单因素与总黄酮保留率(Y_1)、总黄酮脱色率(Y_2)间的回归函数模型。

总黄酮保留率(Y_1)的回归函数模型为:

$$Y_1 = 1.834\,343\,046 - 0.005\,071\,575\,40\ X_1 - 0.028\,548\,949\,12\ X_2 -$$
$$1.340\,829\,876\ X_3 + 0.104\,500\,819\,5\ X_4 + 0.000\,065\,865\,433\,3\ X_1^2 +$$
$$0.000\,234\,598\,641\,0X_2^2 + 0.460\,095\,168X_3^2 - 0.010\,852\,066\,55X_4^2$$

总黄酮脱色率（Y_2）的回归函数模型为：

$$Y_2 = -0.810\,297\,334 + 0.004\,934\,257\,40\ X_1 + 0.027\,761\,408\,09\ X_2 +$$
$$1.305\,464\,948\ X_3 - 0.102\,075\,229\,0X_4 - 0.000\,064\,075\,269\,8\ X_1^2 -$$
$$0.000\,228\,098\,678\,1X_2^2 - 0.448\,210\,539X_3^2 + 0.010\,588\,452\,39X_4^2$$

通过表 4-2、表 4-3 对总黄酮保留率的回归方程进行分析，可得总黄酮保留率的回归函数模型是有意义的。结果进行调查后的剩余标准差（S）= 0.005，相关系数（R）= 0.999 976，P 值 = 0.015 0（<0.05），F 值 = 2 647.276 0，P 值与 F 值差异具有统计学意义，调整后的相关系数（R）= 0.999 788，且决定系数（R^2）= 1.000 0（>0.05），说明 4 次多项式回归方程拟合效果较好，符合多元回归要求，可以作为南方红豆杉总黄酮脱色工艺实验的预测。Durbin-Watson 统计量（d）= 1.248 517 59（>1），表示回归方程影响显著。

表 4-3 南方红豆杉叶中总黄酮保留率的拟合分析

实验编号	观测值	拟合值	拟合误差
1	0.776 1	0.776 3	−0.000 2
2	0.407 3	0.406 6	0.000 7
3	0.196 4	0.195 9	0.000 5
4	0.868 2	0.868 2	0.000 0
5	0.344 6	0.342 6	0.002 0
6	0.601 6	0.600 3	0.001 3
7	0.245 8	0.243 6	0.002 2
8	0.268 9	0.271 7	−0.002 8
9	0.183 1	0.184 9	−0.001 8
10	0.601 6	0.603 4	−0.001 8

由回归方程可知，X_1、X_2、X_3 的系数为负，表明总黄酮保留率随脱色时间、脱色温度、活性炭用量的增加而下降；X_4 的系数为正，表明总黄酮保留率随 pH 值的升高而增加。

通过表4-4、表4-5对总黄酮脱色率的回归方程进行分析,可得总黄酮脱色率的回归函数模型是有意义的。结果进行调查后的剩余标准差(S)= 0.0049,相关系数(R)= 0.999 977,P值= 0.014 9(<0.05),F值=2 691.126 6,P值与F值具有统计学意义,调整后的相关系数(R)= 999 791,且决定系数(R^2)= 1.000 0(>0.05),说明4次多项式回归方程拟合效果较好,符合多元回归要求,可以作为南方红豆杉总黄酮脱色工艺实验的预测。Durbin-Watson 统计量(d)= 1.248 482 33(>1),表示回归方程影响显著。

表4-4　南方红豆杉叶中总黄酮脱色率的偏相关系数的检验

因素	回归系数	标准系数	t检验值	P值
X_1	0.004 9	0.305 7	11.092 4	0.008 0
X_2	0.027 8	1.720 0	36.044 9	0.000 8
X_3	1.305 5	2.022 0	70.841 5	0.000 2
X_4	−0.102 1	−0.632 4	8.698 2	0.013 0
X_2^2	−0.000 1	−0.242 8	8.743 8	0.012 8
X_3^2	−0.000 2	−1.423 0	30.107 4	0.001 1
X_1X_4	−0.448 2	−1.061 4	36.357 9	0.000 8
X_2X_3	0.010 6	0.921 7	12.713 4	0.006 1

表4-5　南方红豆杉叶中总黄酮脱色率的拟合分析

实验编号	观测值	拟合值	拟合误差
1	0.217 9	0.217 7	0.000 2
2	0.576 9	0.577 6	−0.000 7
3	0.782 1	0.782 6	−0.000 5
4	0.128 2	0.128 2	0.000 0
5	0.637 8	0.639 7	−0.001 9
6	0.387 8	0.389 1	−0.001 3
7	0.734 0	0.736 2	−0.002 2
8	0.711 5	0.708 8	0.002 7
9	0.794 9	0.793 1	0.001 8
10	0.387 8	0.386 0	0.001 8

由回归方程可知,X_1、X_2、X_3 的系数为正,表明总黄酮脱色率随脱色时间、脱色温度、活性炭用量的增加而增加;X_4 的系数为负,表明总黄酮脱色率随 pH 值的升高而下降。

4.2.4 南方红豆杉叶中总黄酮脱色的最佳工艺确定

采用均匀设计法得出的南方红豆杉叶中总黄酮的最佳脱色工艺,给出的总黄酮保留率和总黄酮脱色率差别较大,虽然没有在优化设计的组合之列,但是为了验证均匀设计优化理论的可行性,在得出的最佳提取工艺条件下以活性炭的用量作为首要指标,取总黄酮脱色率最优结果与总黄酮保留率最优结果范围内的 4 组数据进行最后的最优条件的确定。

由表 4-6 可知,南方红豆杉总黄酮脱色的最佳工艺为脱色时间(X_1)30 min,脱色温度(X_2)50 ℃,活性炭用量(X_3)0.50%,pH 值(X_4)为 9。在最佳工艺条件下,总黄酮保留率(Y_1)为 55.45%,总黄酮脱色率(Y_2)为 43.04%。

表 4-6 均匀设计法优化总黄酮脱色率、保留率的实验结果

实验编号	脱色时间 (X_1)/min	脱色温度 (X_2)/℃	活性炭用量 (X_3)/%	pH 值 (X_4)	总黄酮 保留率 (Y_1)/%	总黄酮 脱色率 (Y_2)/%
1	20	60	1.25	7	19.31	78.53
2	30	50	0.50	9	55.45	43.04
3	40	70	1.00	6	24.58	73.40
4	50	40	0.75	8	34.13	64.10

4.3 讨论与结论

4.3.1 讨论

本实验中,南方红豆杉总黄酮提取物为乙醇提取物,提取液颜色为深褐色,经活性炭脱色后,颜色得到明显改善,有利于进一步的研究。优化脱色工艺既能达到脱色效果,又能保留有效成分。活性炭为常用脱色剂,成本低,工艺简单,在此实验中脱色率较高,对南方红豆杉总黄酮的脱色工艺提供了参考价值。

研究发现,活性炭对植物中总黄酮有很高的脱色率和保留率。李芙哲等利用活性炭对小茴香中的总黄酮进行脱色时,其脱色率和保留率分别可达81.82%和20.4%,最佳脱色条件为活性炭用量1.75%,脱色温度34 ℃,脱色时间45 min。马骁等利用活性炭对马齿苋中的黄酮进行脱色时,保留率为57.11%,脱色率为79.19%,最佳脱色条件为脱色温度60 ℃,活性炭用量1.00%,脱色时间40 min。然而,利用活性炭对提取液进行脱色除杂时会损失一部分总黄酮,使产物的含量有所下降。此次实验结果表明,追求较高的脱色率的同时,也会导致总黄酮的保留率大幅下降。在此实验基础上,还需要尝试其他脱色方法,弥补这一不足。

4.3.2 结论

采用均匀设计法得出的南方总红豆杉叶中总黄酮的最佳脱色条件为脱色时间30 min,脱色温度50 ℃,活性炭用量0.50%,pH值为9。在最佳工艺条件下,总黄酮保留率为55.45%,总黄酮脱色率为43.04%。该工艺既保证了南方红豆杉总黄酮较高水平的保留率,又具有较好的脱色效果。此范围内的最佳工艺可以作为南方红豆杉总黄酮脱色的最佳工艺。

参考文献

[1] 李铂. 丹参近缘种成分差异及毛状根中丹参酮积累调控研究[D]. 咸阳:西北农林科技大学,2015.

[2] 王俊青,汪全,焦阳阳,等. 响应面法优化南方红豆杉叶总黄酮提取工艺研究[J]. 食品研究与开发,2019,40(2):86-90.

[3] 宋江良,安凤平,黄彩玉,等. 茶叶水不溶性膳食纤维脱色试验研究[J]. 农产品加工学刊,2010,10:14-17.

[4] 方开泰. 均匀设计及其应用[J]. 数理统计与管理,1994,13(13):57-63.

[5] 崔红花,赵英日,沈志滨,等. 砂仁中挥发油成分的多指标均匀设计提取工艺分析[J]. 时珍国医国药,2010,21(7):1816-1819.

[6] 朱亚楠,李萍,王满,等. 多指标均匀设计法优选痤疮消凝胶提取工艺[J]. 中国实验方剂学杂志,2015,2(9):6-9.

[7] 王小明,陈碧,钟翠娟,等. 均匀设计法优化甜茶叶中总黄酮提取工艺[J]. 食品研究与开发,2018,39(24):55-62.

[8] 林艳,肖若媚,林凤瑜. 桑叶黄酮类成分的多指标均匀设计提取工艺分析[J]. 赣南医学院学报,2014,34(3):354-355.

[9] 王勤瑶,王慧,张强,等. 蕤核多糖脱色素工艺的优化研究[J]. 食品研究与开发,2016,37(9):110-114.

[10] 李芙哲,李鑫. 维药小茴香中总黄酮的活性炭脱色工艺研究[J]. 食品工业,2018,39(12):54-58.

[11] 马骁,王飞飞,袁永雷,等. 正交试验优选马齿苋黄酮脱色工艺的研究[J]. 食品研究与开发,2018,39(9):88-91.

第5章

南方红豆杉不同发育阶段总黄酮积累规律及抗氧化活性研究

5.1 材料与方法

5.1.1 材料

(1)实验材料

实验所用南方红豆杉由湖北省襄阳市林业科学研究所提供,种植在平顶山学院校外基地,包括新生茎、新生叶、一年生茎、一年生叶、二年生茎、三年生茎、四年生茎。

(2)实验仪器、试剂

详见"第3章3.1.1",其余试剂是为天津市风船化学试剂科技有限公司的1,1-二苯基-2-三硝基苯肼自由基(DPPH)、2,2-联氮-双-3-乙基苯并噻唑啉-6-磺酸(ABTS)、过硫酸钾、对氨基苯磺酸、盐酸萘乙二胺、维生素C(又称抗坏血酸)。

5.1.2 方法

(1)原材料处理

将采集的南方红豆杉茎、叶分类放置,用自来水洗净后,用蒸馏水洗3遍,置于50 ℃的电热鼓风干燥箱中烘干后,进行粉碎处理,三年生茎和四年生茎用

40目筛网过筛,其他均用60目筛网过筛,收集已过筛的红豆杉茎、叶粉末,备用。

(2)总黄酮的提取与测定

称取南方红豆杉茎或叶粉末0.20 g置于50 mL锥形瓶中,在乙醇浓度66%、液料比31∶1(mL/g)、超声温度40 ℃、超声功率152 W的条件下,用薄膜胶布密封进行超声提取57 min,提取完毕后,将溶液摇匀,进行离心,离心速度为4 000 r/min,离心30 min,取上清液至10 mL容量瓶,加入同等浓度的乙醇溶液至刻度,摇匀,提取2次。总黄酮含量的测定方法参考"第3章3.1.2"相关内容。

(3)抗氧化活性的研究

本研究对不同发育阶段南方红豆杉不同部位总黄酮进行超声提取,整理实验数据可知,一年生叶较新生叶总黄酮提取率高;一年生茎中总黄酮提取率较四年生茎低,但高于其他部位。由于四年生茎生长年限较长,可能会出现不同植株的新陈代谢及细胞生长速度存在差异,故通过研究南方红豆杉一年生茎和一年生叶中的总黄酮对DPPH自由基、ABTS⁺自由基和亚硝酸盐自由基的清除作用来评价其抗氧化活性。研究方法参考杨永涛、张灵帮等的文献并稍加改动:以维生素C为对照,研究南方红豆杉不同部位超声波辅助提取的总黄酮对DPPH自由基、ABTS⁺自由基及亚硝酸盐的清除能力。

1)DPPH自由基的清除

DPPH自由基在有机溶剂中是一种稳定的自由基,可以用来对抗氧化成分的抗氧化性进行评价,清除率越大则抗氧化能力越强,其结构中含有3个苯环,1个氮原子上有1个孤对电子,用无水乙醇溶解后呈紫色,在517 nm波长处有特征吸收,且向DPPH的乙醇溶液加入黄酮类化合物时,黄酮类化合物酚羟基上的氢原子将与自由基未成对的电子配对,故可在517 nm波长处测定吸光度来评价南方红豆杉中总黄酮对DPPH自由基的抗氧化能力。

准备材料:DPPH自由基溶液(0.3 mmol/L)、不同梯度浓度(0.20 mg/mL、0.40 mg/mL、0.60 mg/mL、0.80 mg/mL、1.00 mg/mL、1.20 mg/mL)的样品溶液及维生素C溶液。

研究方法:①取2.00 mL不同梯度浓度的样品溶液和2.00 mL DPPH自由基溶液,摇匀混合,在室温下避光静置30 min,用无水乙醇调零,测定其在517 nm波长处的吸光度(A_1)。②取不同梯度浓度的样品溶液和无水乙醇溶液各 2.00 mL，摇匀混合，在室温下避光静置 30 min，用无水乙醇调零，测定其在 517 nm 波长处的吸光度(A_2)。③取无水乙醇溶液和 DPPH 自由基溶液各 2.00 mL 并混合，在室温下避光静置 30 min，用无水乙醇调零，测定其在 517 nm 波长处的吸光度(A_3)。④以维生素 C 为阳性对照并计算清除率，公式如下。

$$清除率(I) = [A_3 - (A_1 - A_2)]/A_3 \times 100\%$$

A_1：样品溶液与 DPPH 自由基溶液的吸光度。A_2：样品溶液与无水乙醇溶液的吸光度。A_3：无水乙醇溶液与 DPPH 自由基溶液的吸光度。

2）ABTS$^+$自由基的清除

氧化剂（如过硫酸钾）可将 ABTS 氧化变为 ABTS$^+$自由基，使其溶液显绿色，在紫外线 734 nm 波长处有特征吸收，故可在 734 nm 波长处测定吸光度来评价南方红豆杉中总黄酮对 ABTS$^+$自由基的抗氧化能力。准备材料如下。

配制 ABTS 溶液（7.00 mmol/L）：精密称取 0.191 8 g ABTS 粉末，放入 50 mL 容量瓶中，用少量蒸馏水溶解，再加蒸馏水至刻度，混合摇匀后，备用。

配制过硫酸钾溶液（2.45 mmol/L）：精密称取 0.066 2 g 过硫酸钾，放入 100 mL 容量瓶中，用少量蒸馏水溶解，再加蒸馏水至刻度，混合摇匀后，备用。

取维生素 C 溶液及不同梯度浓度样品溶液（0.02 mg/mL、0.04 mg/mL、0.06 mg/mL、0.08 mg/mL、0.10 mg/mL、0.12 mg/mL）。

研究方法：①取提前配制好的 ABTS 溶液和过硫酸钾溶液各 20.00 mL，按照 1∶1 的体积比混合均匀，避光放置 12 h。②配制 ABTS 工作液。取①中的混合液，用无水乙醇调零，并用无水乙醇调节其在 734 nm 波长处的吸光度为 0.70±0.02。③取不同梯度浓度的样品溶液0.40 mL加至 4.00 mL 的 ABTS 工作液中，放置 5 min，以无水乙醇调零，测定其在 734 nm 波长处的吸光度(A_1)。④取 0.40 mL蒸馏水加至 4.00 mL 的 ABTS 工作液中，放置 5 min，用无水乙醇调零，测定其在 734 nm 波长处的吸光度(A_2)。⑤以维生素 C 为阳性对照并计算清除率，公式如下。

$$清除率(I) = (1 - A_1/A_2) \times 100\%$$

A_1：样品溶液与 ABTS 工作液的吸光度。A_2：蒸馏水与 ABTS 工作液的吸光度。

3）亚硝酸盐的清除

亚硝酸钠属于强氧化剂,但也具有还原性,可以在空气中逐渐氧化使表面变为硝酸钠,也可以被氧化剂氧化,在紫外线 538 nm 波长处有强吸收性,故可在538 nm 波长处测定吸光度来评价南方红豆杉中总黄酮对亚硝酸盐自由基的抗氧化能力。

准备材料:亚硝酸钠溶液(5.00 μg/mL)、对氨基苯磺酸溶液(4.00 mg/mL)、盐酸萘乙二胺溶液(2.00 mg/mL)、不同梯度浓度(1.60 mg/mL、1.80 mg/mL、2.00 mg/mL、2.20 mg/mL、2.50 mg/mL、3.00 mg/mL)的样品溶液及维生素 C 溶液。

研究方法:①取 0.40 mL 不同梯度浓度的样品溶液和 0.40 mL 亚硝酸钠溶液混合摇匀,室温下静置 30 min,然后加对氨基苯磺酸溶液 0.40 mL,室温静置5 min,再加盐酸萘乙二胺溶液 0.20 mL,最后用蒸馏水定容,使其至 5.00 mL,在538 nm 波长处测其吸光度(A_1)。②取 0.40 mL 不同梯度浓度的样品溶液和0.40 mL 亚硝酸钠溶液混合摇匀,室温静置 30 min,然后加对氨基苯磺酸溶液0.40 mL,室温静置 5 min,加蒸馏水 0.20 mL,最后加蒸馏水定容,使其至5.00 mL,测定其在 538 nm 波长处的吸光度(A_2)。③取蒸馏水 0.40 mL 和亚硝酸钠溶液 0.40 mL 混合摇匀,室温静置 30 min,加对氨基苯磺酸溶液 0.40 mL,室温静置 5 min,加盐酸萘乙二胺溶液 0.20 mL,加蒸馏水定容至 5.00 mL,测定其在538 nm 波长处的吸光度(A_3)。④以维生素 C 为阳性对照并计算清除率,公式如下。

$$清除率(I) = [A_3 - (A_1 - A_2)]/A_3 \times 100\%$$

A_1:样品溶液吸光度。A_2:蒸馏水代替盐酸萘乙二胺的吸光度。A_3:蒸馏水代替样品溶液的吸光度。

5.2　结果与分析

5.2.1　取材情况

实验材料的新生茎和新生叶皆为浅绿色,触感较柔软;一年生茎为淡黄绿色,秋季呈现黄绿色或淡红褐色;二年生、三年生茎为黄褐色和灰褐色;随着生长年限的增加,四年生茎不断发生变化,越来越粗壮,颜色也越来越深,最终呈现棕褐色。

5.2.2　南方红豆杉叶不同发育阶段总黄酮的含量比较

采用超声波辅助提取法提取南方红豆杉不同发育阶段叶中的总黄酮,其含量分布情况如图 5-1 所示,一年生叶中总黄酮含量较高,比新生叶中的含量高21.99 mg/g。由此可得出,南方红豆杉不同发育阶段叶总黄酮含量的分布规律为一年生叶>新生叶。

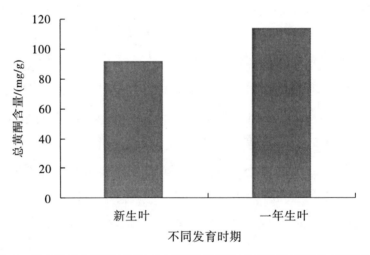

图 5-1　超声波辅助提取法提取南方红豆杉叶不同发育阶段总黄酮含量的分布

5.2.3　南方红豆杉茎不同发育阶段总黄酮的含量比较

采用超声波辅助提取法提取南方红豆杉不同发育阶段茎中的总黄酮,其含量分布情况如图 5-2 所示,茎中总黄酮含量最高的是四年生茎,最低的是新生茎,两者相差较大,为82.38 mg/g。一年生茎、二年生茎及三年生茎中总黄酮含量呈递减趋势。由此可以得出,南方红豆杉不同发育阶段茎中总黄酮含量的分布规律为四年生茎>一年生茎>二年生茎>三年生茎>新生茎。

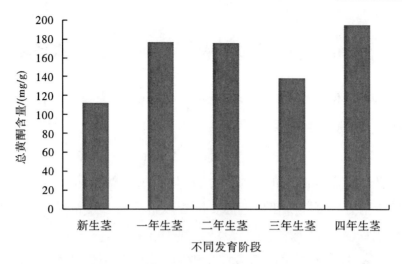

图 5-2　超声波辅助提取法提取南方红豆杉茎不同发育阶段总黄酮含量的分布

5.2.4　南方红豆杉不同发育阶段、不同部位总黄酮的含量比较

采用超声波辅助提取法提取南方红豆杉不同部位总黄酮,并对数据进行添加误差线及方差分析,其含量分布情况如图 5-3 所示,新生茎中的总黄酮含量比新生叶中高 20.45 mg/g;一年生茎中总黄酮含量比一年生叶中高 63.05 mg/g。由此可以得出,相同发育阶段,茎中总黄酮含量大于叶中;不同发育阶段,四年生茎中总黄酮的含量最多,其次为一年生茎,最少的是新生茎。综上可知,南方红豆杉不同发育阶段、不同部位总黄酮含量的分布规律为四年生茎>一年生茎>二年生茎>三年生茎>一年生叶>新生茎>新生叶。

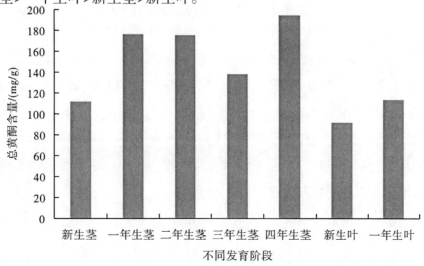

图 5-3　超声波辅助提取法提取南方红豆杉不同发育阶段、不同部位总黄酮含量的分布

5.2.5　南方红豆杉一年生茎中总黄酮对 DPPH 自由基的清除能力

在最佳条件下提取南方红豆杉一年生茎中的总黄酮,研究各梯度浓度总黄酮提取液和维生素 C 对 DPPH 自由基的清除率。由图 5-4 可知,南方红豆杉一年生茎总黄酮提取液对 DPPH 自由基的清除能力比维生素 C 强,当其质量浓度小于 0.40 mg/mL 时,随着其浓度的增加,对 DPPH 自由基的清除能力逐步增强,达到 89.37%;随着南方红豆杉一年生茎总黄酮提取液质量浓度继续增大,DPPH 自由基清除率变化缓慢,趋势基本稳定,最终达到 91.04%。

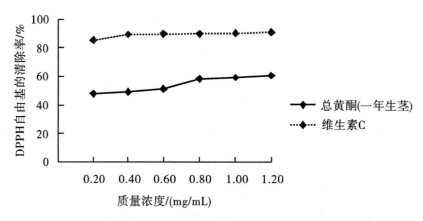

图5-4　南方红豆杉一年生茎中总黄酮对 DPPH 自由基清除率的影响

5.2.6　南方红豆杉一年生叶中总黄酮对 DPPH 自由基的清除能力

由图 5-5 可知,南方红豆杉一年生叶总黄酮提取液对 DPPH 自由基的清除能力强于维生素 C。当总黄酮摄取液的质量浓度由 0.20 mg/mL 增加到 0.40 mg/mL,其对 DPPH 自由基的清除率呈直线上升,当一年生叶总黄酮提取液的质量浓度在 0.40 mg/mL 时清除率达到 88.25%,之后随着浓度增大,清除率增加幅度变缓,最终达到 91.72%,表明南方红豆杉一年生叶中总黄酮对 DPPH 自由基的清除能力与其质量浓度呈正相关。

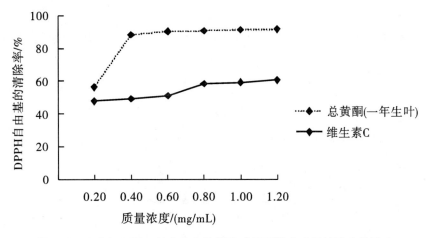

图 5-5 南方红豆杉一年生叶中总黄酮对 DPPH 自由基清除率的影响

5.2.7 南方红豆杉一年生茎中总黄酮对 ABTS⁺ 自由基的清除能力

南方红豆杉一年生茎总黄酮提取液的质量浓度由 0.02 mg/mL 增加到 0.10 mg/mL,其对 ABTS⁺ 自由基的清除率呈直线增强(图 5-6),当一年生茎中总黄酮提取液的质量浓度在 0.10 mg/mL 时清除率达到 97.08%,之后随着浓度增大清除率增加幅度变缓,最终达到 99.17%,其半抑制浓度为 0.04 mg/mL,表明南方红豆杉一年生茎总黄酮对 ABTS⁺ 自由基的清除能力与其质量浓度存在量效关系。

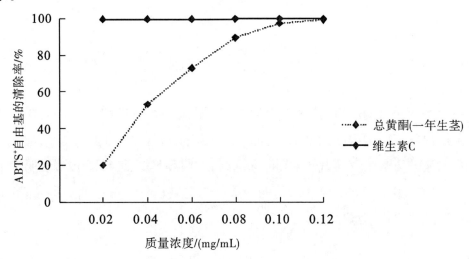

图 5-6 南方红豆杉一年生茎中总黄酮对 ABTS⁺ 自由基清除率的影响

5.2.8 南方红豆杉一年生叶中总黄酮对 ABTS⁺ 自由基的清除能力

由图 5-7 可知,南方红豆杉一年生叶总黄酮提取液质量浓度由 0.02 mg/mL 增加到 0.12 mg/mL,其对 ABTS⁺ 自由基的清除率随着浓度的升高逐渐增强,最终达到42.89%,其半抑制浓度为 0.14 mg/mL,表明南方红豆杉一年生叶总黄酮能够较好地清除 ABTS⁺ 自由基,但其清除能力仍弱于维生素 C。

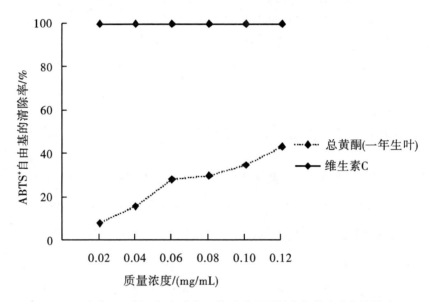

图 5-7 南方红豆杉一年生叶中总黄酮对 ABTS⁺ 自由基清除率的影响

5.2.9 南方红豆杉一年生茎中总黄酮对亚硝酸盐的清除能力

由图 5-8 可知,在相同质量浓度范围内,随着维生素 C 和南方红豆杉一年生茎总黄酮提取液质量浓度的增加,它们对亚硝酸盐的清除率也在不断增加。当总黄酮提取液的质量浓度达到 3.00 mg/mL 时,其清除率达到 65.50%,说明南方红豆杉一年生茎中总黄酮对亚硝酸盐的清除能力与其质量浓度呈明显的依赖关系,但其作用效果仍弱于维生素 C。

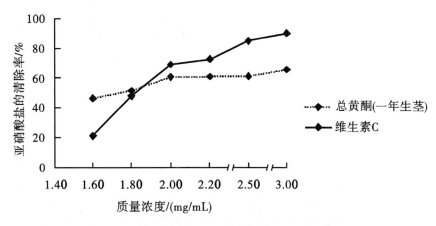

图5-8　南方红豆杉一年生茎中总黄酮对亚硝酸盐清除率的影响

5.2.10　南方红豆杉一年生叶中总黄酮对亚硝酸盐的清除能力

由图5-9可知,南方红豆杉一年生叶总黄酮提取液对亚硝酸盐的清除率与其质量浓度呈正比关系,随着质量浓度的增加,在3.00 mg/mL时,清除率达到21.06%,半抑制浓度为3.81 mg/mL,但其对亚硝酸盐的清除力仍弱于维生素C。

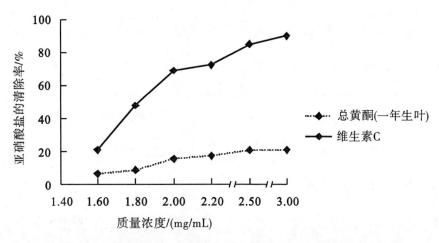

图5-9　南方红豆杉一年生叶中总黄酮对亚硝酸盐清除率的影响

5.3　讨论与结论

5.3.1　讨论

(1)南方红豆杉不同发育阶段总黄酮含量差异讨论

针对南方红豆杉叶中总黄酮的提取,一年生叶总黄酮含量明显高于新生叶,这说明南方红豆杉叶的生长时间严重影响了总黄酮的储存量,故随着年限的增长,总黄酮累积量增加。针对茎中总黄酮的提取,其含量在四年生茎中最高,新生茎中最低,一年生茎>二年生茎>三年生茎,这说明南方红豆杉茎的生长时间影响了总黄酮的储存量,可能是由于在气候、温度、土壤及种植条件都相同的条件下,新生茎生长年限较短,而四年生茎已通过次生代谢累积了一定量的总黄酮,故其含量分布规律为四年生茎>一年生茎>二年生茎>三年生茎>新生茎。

(2)南方红豆杉不同部位总黄酮含量差异讨论

南方红豆杉新生茎中总黄酮含量比新生叶高 20.45 mg/g,一年生茎中总黄酮含量比一年生叶高 63.05 mg/g。由此可以得出,相同发育阶段,南方红豆杉茎中总黄酮含量高于叶中总黄酮含量。可能是由于不同的组织部位产生了次生代谢的差异,故在地理环境及生长年限相似的条件下,茎中的总黄酮累积量高于叶。

(3)总黄酮抗氧化能力讨论

利用超声波辅助提取法提取南方红豆杉一年生茎和一年生叶中的总黄酮,并分别对其进行抗氧化活性的分析。南方红豆杉一年生茎和一年生叶中的总黄酮对 DPPH 自由基的清除能力皆强于维生素 C,在总黄酮提取液的质量浓度为 1.00 mg/mL 时,茎、叶中总黄酮对 DPPH 自由基的清除率皆在 90% 以上,说明其对 DPPH 自由基的清除率较好;对 ABTS$^+$ 自由基的清除能力皆弱于维生素 C,但一年生茎总黄酮提取液在质量浓度为 0.12 mg/mL 时清除率接近 100%,而一年生叶的清除率为42.89%,表现出较弱的清除能力,说明一年生茎中总黄酮对 $ABTS^+$ 的清除力更强;对亚硝酸盐的清除率整体弱于维生素 C。但研究表明,南方红豆杉一年生茎和一年生叶中总黄酮对 DPPH 自由基、$ABTS^+$ 自由基以及亚硝酸盐的清除率都与总黄酮提取液的质量浓度呈正相关,说明南方红豆杉一年生茎和一年生叶中总黄酮有较好的清除自由基的能力。

查阅红豆杉属植物抗氧化活性研究的文献资料得知,本研究结果与其相符。如李石清等研究证明从南方红豆杉中萃取得到的 3 种总黄酮的组分均随着其质量浓度的升高,清除率也逐渐增加,表明总黄酮能够较好地清除自由基。王楷婷等通过对比富集前后南方红豆杉总黄酮对自由基的清除率表明南方红豆杉总黄酮对自由基有较强的清除作用,且清除力随着浓度的增加而升高,说明总黄酮具有较好的抗氧化能力。

5.3.2　结论

采用超声波辅助提取法提取南方红豆杉不同发育阶段,不同部位中的总黄酮,比较其总黄酮累积量,通过研究证明,南方红豆杉不同发育阶段总黄酮的积累规律为四年生茎>一年生茎>二年生茎>三年生茎>一年生叶>新生茎>新生叶。在最佳工艺条件下提取南方红豆杉一年生茎和一年生叶总黄酮,以维生素 C 为阳性对照,通过研究其对 DPPH 自由基、$ABTS^+$ 自由基及亚硝酸盐自由基的清除作用来评价抗氧化活性。通过研究证明,南方红豆杉一年生茎和一年生叶中总黄酮对自由基的清除率与其质量浓度存在量效关系。

参考文献

[1]李铂.丹参近缘种成分差异及毛状根中丹参酮积累调控研究[D].咸阳:西北农林科技大学,2015.

[2]王俊青,汪全,焦阳阳,等.响应面法优化南方红豆杉叶总黄酮提取工艺研究[J].食品研究与开发,2019,40(2):86-90.

[3]杨永涛,田英姿.罗布麻总黄酮的提取、分离纯化及其抗氧化性能研究[D].广州:华南理工大学,2018.

[4]张灵帮,邵玲,胡隼,等.两种火龙果果皮红色素提取工艺优化及其抗氧化活性[J].食品工业科技,2019,40(5):163-169,175.

[5]周益帆,杨滢,卢慧敏,等.羊肚菌多糖提取及其抗氧化活性研究[J].广西植物,2019,39(7):887-895.

[6]贾晓会,袁珂.香榧叶化学成分及抗氧化、抗疲劳活性研究[D].杭州:浙江农林大学,2017.

[7]朱丽萍,袁珂.苦竹内生真菌、南方红豆杉化学成分及生物活性的研究[D].杭州:浙江农林大学,2014.

[8]YE H,ZHOU C H,SUN Y,et al. Antioxidant activities in vitro of ethanol extract from brown seaweed Sargassum pallidum,European[J]. Food Res Technol,2009, 230:101-109.

[9]李石清,张春椿,年慧慧,等.南方红豆杉枝叶中黄酮组分的含量测定及抗氧化活性研究[J].甘肃中医学院学报,2012,29(3):28-31.

[10]王楷婷,李春英.南方红豆杉叶中紫杉烷提取和黄酮的分离及抗氧化活性[D].哈尔滨:东北林业大学,2017.

第6章

曼地亚红豆杉枝叶中总黄酮活性炭脱色工艺研究

6.1 材料与方法

6.1.1 材料

实验所用材料取自平顶山学院校外基地曼地亚红豆杉的枝叶。实验仪器、试剂详见"第4章4.1.1"。

6.1.2 方法

(1)原材料的处理

将曼地亚红豆杉枝叶置于50 ℃的电热鼓风干燥箱中烘干,放入高速度多功能粉碎机中粉碎,用60目筛网过筛,收集已经过筛的粉末,保存备用。

(2)活性炭的预处理

参考金华等的研究,对活性炭的处理方式稍加改动:实验开始前,先在105 ℃下的电热鼓风干燥箱中将活性炭烘40 min,取出,并置于干燥箱中保存备用。

(3)曼地亚红豆杉总黄酮的提取备用

参考王俊青等的研究,稍加改动,用分析天平精密称取每份0.800 0 g曼地亚红豆杉枝叶粉末,放在50 mL的小烧杯中,在提取时间60 min、乙醇浓度65%、液料比24∶1(mL/g)的条件下,用塑料薄膜将其密封,然后进行超声提取。提取完毕后,将溶液摇匀,转移至离心管中,放入离心速度为 12 000 r/min 的离心机中离心 10 min,用移液枪取上清液置于 100 mL 的容量瓶中,接着加入浓度相同的乙醇溶液并定容至刻度线,摇匀。测定吸光度,平行测定 3 次,计算平均值。

（4）标准曲线的绘制、总黄酮脱色率和保留率的测定

参考"第 4 章 4.1.2"相关内容。

（5）活性炭脱色的单因素研究方法

1）等梯度活性炭用量下单因素的研究方法

用移液管移取 10.00 mL 曼地亚红豆杉总黄酮提取液于圆底烧瓶中,分别按照活性炭用量 0.25%、0.35%、0.45%、0.55%、0.65% 加入预先处理过的活性炭和搅拌子,在 pH 值为 6、脱色温度为 60 ℃ 的集热式恒温加热磁力搅拌器中搅拌 60 min,然后将溶液摇匀,转移至离心管中,放入离心速度为 12 000 r/min 的离心机中离心 10 min,用移液枪移取上清液将其置于 5 mL 容量瓶中,再从其中移取 0.20 mL 置于试管中。接下来的操作按照上述步骤进行取样,滴加显色剂,测定其吸光度,平行测定 3 次,计算总黄酮脱色率和保留率。

2）等梯度脱色时间下单因素的研究方法

用移液管移取 10.00 mL 曼地亚红豆杉总黄酮提取液于圆底烧瓶中,分别加入预先处理过的活性炭用量 0.35% 和搅拌子,在 pH 值为 6、脱色温度为 60 ℃ 的集热式恒温加热磁力搅拌器中搅拌 20 min、40 min、60 min、80 min、100 min,然后将溶液摇匀,转移至离心管中,放入离心速度为 12 000 r/min 的离心机中离心 10 min,用移液枪移取上清液将其置于 5 mL 容量瓶中,再从其中移取 0.20 mL 置于试管中。接下来的操作按照上述步骤进行取样,滴加显色剂,测定吸光度,平行测定 3 次,计算总黄酮脱色率和保留率。

3）等梯度脱色温度下单因素的研究方法

用移液管移取 10.00 mL 曼地亚红豆杉总黄酮提取液于圆底烧瓶中,分别按照脱色温度 40 ℃、50 ℃、60 ℃、70 ℃、80 ℃ 加入预先处理过的活性炭用量 0.35% 和搅拌子,在 pH 值为 6 的条件下,在集热式恒温加热磁力搅拌器中搅拌 60 min,然后将溶液摇匀,转移至离心管中,放入离心速度为 12 000 r/min 的离心机中离心 10 min,用移液枪移取上清液将其置于 5 mL 容量瓶中,再从其中移取 0.20 mL

置于试管中。接下来的操作按照上述步骤进行取样,滴加显色剂,测定吸光度,平行测定 3 次,计算总黄酮脱色率和保留率。

4) 等梯度 pH 值下单因素的研究方法

用移液管移取 10.00 mL 曼地亚红豆杉总黄酮提取液于圆底烧瓶中,分别按照 pH 值 5、6、7、8、9 加入预先处理过的活性炭用量 0.35% 和搅拌子,在脱色温度为 60 ℃ 的集热式恒温加热磁力搅拌器中搅拌 60 min,然后将溶液摇匀,转移至离心管中,放入离心速度为 12 000 r/min 的离心机中离心 10 min,用移液枪移取上清液将其置于 5 mL 容量瓶中,再从其中移取 0.20 mL 置于试管中。接下来的操作按照上述步骤进行取样,滴加显色剂,测定吸光度,平行测定 3 次,计算总黄酮脱色率和保留率。

(6) 响应面设计

在前期实验数据的结果上,对活性炭用量、脱色时间、脱色温度及 pH 值 4 个因素来进行响应面设计,从而确定最佳的脱色条件,并进一步优化曼地亚红豆杉总黄酮活性炭脱色的条件,进行 3 次实验验证脱色条件。

6.2　结果与分析

6.2.1　活性炭脱色单因素实验

(1) 活性炭用量的影响

在脱色时间 60 min、脱色温度 60 ℃、pH 值 6 的条件下,研究活性炭用量对总黄酮脱色率和保留率的影响,结果如图 6-1 所示。随着活性炭用量的增加,总黄酮的脱色率曲线呈上升趋势,相反,总黄酮的保留率曲线却随着活性炭用量的增加而逐渐降低,在活性炭用量达到 0.35% 后,总黄酮的脱色率曲线开始缓慢增长。也许是因为活性炭用量的增加,让其吸附力能力也随着增加,使脱色率增加明显,保留率降低。因此综合考虑,选用 0.35% 作为曼地亚红豆杉总黄酮活性炭脱色的最佳活性炭用量,选用 0.25%、0.35%、0.45% 作为响应面的 3 个水平。

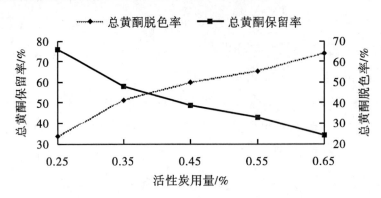

图 6-1　活性炭用量对总黄酮脱色率和保留率的影响

（2）脱色时间的影响

在活性炭用量 0.35%、脱色温度 60 ℃、pH 值 6 的条件下,研究脱色时间对总黄酮脱色率和保留率的影响,结果如图 6-2 所示。随着脱色时间的增加,总黄酮的脱色率曲线呈上升趋势,相反,总黄酮的保留率曲线随着活性炭用量的增加而逐渐降低,在脱色时间达到 60 min 后,总黄酮的脱色率曲线的增长缓慢。因此综合考虑,选用 60 min 作为曼地亚红豆杉总黄酮活性炭脱色的最佳脱色时间,选定 40 min、60 min、80 min 作为响应面的 3 个水平。

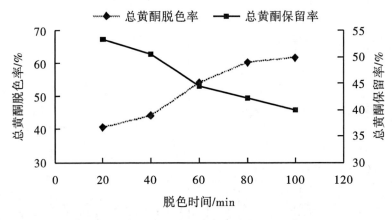

图 6-2　脱色时间对总黄酮脱色率和保留率的影响

（3）脱色温度的影响

在活性炭用量 0.35%、脱色时间 60 min、pH 值 6 的条件下,研究脱色温度对总黄酮脱色率和保留率的影响,结果如图 6-3 所示。随着脱色温度的增加,总黄酮的脱色率曲线呈上升趋势,相反,总黄酮的保留率曲线随着脱色温度的增加而逐渐降低,在脱色温度达到 60 ℃后,总黄酮的脱色率曲线增长缓慢。也许是随着温度的逐渐升高,破坏了总黄酮的结构,使脱色率增加明显,达到一定程度后,总黄酮脱色率增加缓慢,保留率也随之降低。因此综合考虑,选用 60 ℃作为曼地亚红豆杉总黄酮活性炭脱色的最佳脱色温度,选定 50 ℃、60 ℃、70 ℃作为响应面的 3 个水平。

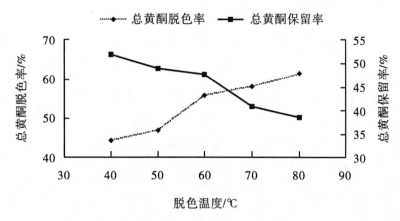

图 6-3 脱色温度对总黄酮脱色率和保留率的影响

（4）pH 值的影响

在活性炭用量 0.35%、脱色时间 60 min、脱色温度 60 ℃的条件下,研究 pH 值对总黄酮脱色率和保留率的影响,结果如图 6-4 所示。随着 pH 值的增加,总黄酮的脱色率曲线呈上升趋势,相反,总黄酮的保留率曲线随着 pH 值的增大而逐渐降低,在 pH 值达到 7 后,总黄酮的脱色率曲线增长缓慢。推测在偏酸或偏碱的条件下,总黄酮的脱色率比较明显,对总黄酮保留率也有影响,使其随之降低。因此综合考虑,选用 pH 值为 7 作为曼地亚红豆杉总黄酮活性炭脱色的最佳 pH 值,选定 pH 值 6、7、8 作为响应面的 3 个水平。

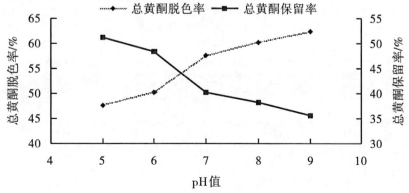

图 6-4 pH 值对总黄酮脱色率和保留率的影响

6.2.2 响应面分析法

(1) 因素水平的选取

根据前面单因素数据的实验结果,来确定响应面法实验设计的因素和水平,即活性炭用量(A)、脱色时间(B)、脱色温度(C)、pH 值(D)4 个因素。利用 Box-Benhnken 中心组合的设计原理,用各实验单因素的最优取值点为中心,上下区域各选取 1 个水平值作为响应面实验的设计水平,如表6-1 所示。

表6-1 响应面分析法的因素及水平

因素	水平		
	-1	0	1
活性炭用量(X_1)/%	0.25	0.35	0.45
脱色时间(X_2)/min	40	60	80
脱色温度(X_3)/℃	50	60	70
pH 值(X_4)	6	7	8

(2) 实验设计及结果

评价指标为总黄酮脱色率,设计 4 因素 3 水平 29 个实验点的响应面分析,其中最优实验重复 5 次,以估计误差,如表6-2 所示。

表6-2 响应面分析法优化的实验结果

实验编号	活性炭用量(X_1)/%	脱色时间(X_2)/min	脱色温度(X_3)/℃	pH 值(X_4)	总黄酮脱色率(Y_1)/%	总黄酮保留率(Y_2)/%
1	0.35	80	50	7	50.33	48.24
2	0.35	80	60	6	50.66	47.89
3	0.35	40	60	8	62.25	35.98
4	0.35	60	60	7	59.60	38.71
5	0.25	60	50	7	41.06	57.76
6	0.35	60	70	6	42.95	55.90
7	0.35	60	60	7	56.74	41.80

续表 6-2

实验编号	活性炭用量 (X_1)/%	脱色时间 (X_2)/min	脱色温度 (X_3)/℃	pH 值 (X_4)	总黄酮脱色率 (Y_1)/%	总黄酮保留率 (Y_2)/%
8	0.45	40	60	7	62.38	35.94
9	0.35	60	50	6	51.72	46.87
10	0.45	60	60	8	63.64	34.66
11	0.35	60	60	7	51.72	46.87
12	0.45	60	70	7	66.77	31.43
13	0.25	40	60	7	36.68	62.38
14	0.35	60	60	7	50.47	48.17
15	0.45	60	50	7	63.64	34.66
16	0.45	80	60	7	62.01	36.36
17	0.35	60	70	8	61.40	36.99
18	0.25	60	60	8	45.59	53.21
19	0.35	40	50	7	44.38	54.47
20	0.25	60	60	6	37.38	61.63
21	0.35	60	60	7	60.49	37.94
22	0.35	80	60	8	55.93	42.59
23	0.35	60	50	8	54.41	44.17
24	0.35	40	60	6	46.20	52.57
25	0.25	80	60	7	40.73	58.20
26	0.35	80	70	7	52.61	45.88
27	0.45	60	60	6	58.50	39.85
28	0.25	60	70	7	39.54	59.33
29	0.35	40	70	7	42.16	54.29

利用 Design-Expert 8.0.6 软件对表 6-2 的结果进行多元线性回归拟合,得到总黄酮脱色率(Y_1)和总黄酮保留率(Y_2)对活性炭用量(X_1)、脱色时间(X_2)、脱色温度(X_3)、pH 值(X_4)的二次多项回归方程:

$$Y_1 = -73.9401 + 266.68X_1 + 1.80X_2 + 0.05X_3 - 3.20X_4 - 0.55X_1X_2 + 1.16X_1X_3 - 7.67X_1X_4 + 0.008X_2X_3 - 0.13X_2X_4 + 0.39X_3X_4 - 0.194X_1^2 - 0.009X_2^2 - 0.03X_3^2 - 0.35X_4^2$$

$$Y_2 = 185.37 - 282.70X_1 - 1.99X_2 + 0.01X_3 + 1.72X_4 + 0.58X_1X_2 - 1.2X_1X_3 + 8.08X_1X_4 - 0.005X_2X_3 + 0.14X_2X_4 - 0.41X_3X_4 + X_1^2 + X_2^2 + X_3^2 + X_4^2$$

（3）响应面法的结果分析

对上述回归模型以及各因素进行方差分析，结果见表6-3和表6-4。

表6-3　总黄酮脱色率响应面回归模型及方差分析

方差来源	平方和	自由度	均方和	F 值	P 值	显著性
模型	2 071.86	14	147.99	9.63	<0.000 1	＊＊
X_1	1 540.43	1	1 540.43	100.28	<0.000 1	＊＊
X_2	21.68	1	21.68	1.41	0.254 6	
X_3	0.33	1	0.33	0.02	0.886 6	
X_4	259.56	1	259.56	16.90	0.001 1	＊＊
X_1X_2	4.88	1	4.88	0.32	0.581 8	
X_1X_3	5.41	1	5.41	0.35	0.562 5	
X_1X_4	2.36	1	2.36	0.15	0.701 2	
X_2X_3	10.86	1	10.86	0.71	0.414 6	
X_2X_4	29.05	1	29.05	1.89	0.190 7	
X_3X_4	62.09	1	62.09	4.04	0.064 0	
X_1^2	24.58	1	24.58	1.60	0.226 5	
X_2^2	86.78	1	86.78	5.65	0.032 3	＊
X_3^2	61.39	1	61.39	3.99	0.065 4	
X_4^2	0.83	1	0.83	0.05	0.819 5	
残差	215.04	14	15.36			
失拟值	132.67	10	13.26	0.64	0.739 4	
纯误差	82.37	4	20.59			
总计	2 286.91	28				

注：＊＊$P<0.01$ 为极显著；＊$P<0.05$ 为显著。

表6-4　总黄酮保留率响应面回归模型及方差分析

方差来源	平方和	自由度	均方和	F 值	P 值	显著性
模型	2 158.06	14	1 154.15	10.30	<0.000 1	＊＊
X_1	1 624.25	1	1 624.25	108.49	<0.000 1	＊＊
X_2	17.23	1	17.23	1.15	0.301 5	
X_3	1.64	1	1.64	0.11	0.745 4	
X_4	271.80	1	271.80	18.15	0.000 8	＊＊
X_1X_2	5.29	1	5.29	0.35	0.561 7	

续表 6-4

方差来源	平方和	自由度	均方和	F 值	P 值	显著性
X_1X_3	5.76	1	5.76	0.38	0.545 1	
X_1X_4	2.61	1	2.61	0.17	0.682 7	
X_2X_3	4.56	1	4.56	0.30	0.589 8	
X_2X_4	31.87	1	31.87	2.13	0.166 7	
X_3X_4	65.69	1	65.69	4.39	0.059 4	
X_1^2	28.73	1	28.73	1.91	0.187 6	
X_2^2	81.22	1	81.22	5.42	0.035 3	*
X_3^2	56.01	1	56.01	3.74	0.073 6	
X_4^2	1.42	1	1.42	0.09	0.763 0	
残差	209.61	14	14.97			
失拟值	122.91	10	12.29	0.57	0.787 3	
纯误差	86.70	4	21.67			
总计	2 367.67	28				

注：＊＊$P<0.01$ 为极显著；＊$P<0.05$ 为显著。

由表 6-3 可以知道，模型 $P<0.000\ 1$，说明此回归模型具有显著性，失拟项 P 值为 0.739 4（>0.05），为不显著，表明该方程拟合效果较好，符合多元回归要求，说明该回归模型能够较好地模拟真实曲面，可以用来替代实验点对实验结果进行分析，可以对回归方程进一步做各项显著性检验。其中，一次项活性炭用量（X_1）、pH 值（X_4）的 P 值均小于 0.01，表明对总黄酮脱色率影响极显著；二次项脱色时间（X_2^2）的 P 值均大于 0.01 小于 0.05，表明对总黄酮脱色率影响显著；脱色时间（X_2）和脱色温度（X_3）的一次项、活性炭用量和脱色时间的交互项（X_1X_2）、活性炭用量和脱色温度的交互项（X_1X_3）、活性炭用量和 pH 值的交互项（X_1X_4）、脱色时间和脱色温度的交互项（X_2X_3）、脱色时间和 pH 值的交互项（X_2X_4）、脱色温度和 pH 值的交互项（X_3X_4）、活性炭用量的二次项（X_1^2）、脱色温度的二次项（X_3^2）、pH 值的二次项（X_4^2）的 P 值大于 0.05，说明它们对总黄酮脱色率无显著影响。因此，在所选取的各因素水平范围内，按照对曼地亚红豆杉总黄酮脱色效果的影响排序：活性炭用量（X_1）$>$pH 值（X_4）$>$脱色时间（X_2）$>$脱色温度（X_3）。

由表 6-4 可知,模型 $P<0.000\ 1$,说明此回归模型具有显著性,失拟项 P 值为 0.787 3(>0.05),为不显著,表明该方程能够拟合实验数据,说明该回归模型能够较好地模拟真实曲面,可以用来替代实验点对实验结果进行分析,可以对回归方程进一步做各项作显著性检验。一次项活性炭用量(X_1)、pH 值(X_4)的 P 值均小于 0.01,表明对总黄酮保留率影响极显著;二次项脱色时间(X_2^2)的 P 值均大于 0.01 小于 0.05,表明对总黄酮保留率影响显著;脱色时间(X_2)和脱色温度(X_3)的一次项、活性炭用量和脱色时间的交互项(X_1X_2)、活性炭用量和脱色温度的交互项(X_1X_3)、活性炭用量和 pH 值的交互项(X_1X_4)、脱色时间和脱色温度的交互项(X_2X_3)、脱色时间和 pH 值的交互项(X_2X_4)、脱色温度和 pH 值的交互项(X_3X_4)、活性炭用量的二次项(X_1^2)、脱色温度的二次项(X_3^2)、pH 值的二次项(X_4^2)的 P 值大于 0.05,说明它们对总黄酮保留率无显著影响。因此,在所选取的各因素水平范围内,按照对曼地亚红豆杉总黄酮保留效果的影响排序:活性炭用量(X_1)>pH 值(X_4)>脱色时间(X_2)>脱色温度(X_3)。

(4)响应面图分析

响应面法可以通过固定次数的实验对实验因素进行分析,得到较直观的 3D 图形,从而可以评价各因素之间的交互作用,响应面图弯曲度越大,表明两因素间越显著,从图 6-5、图 6-6、图 6-7 可以看出活性炭用量的曲线比较陡峭,说明对总黄酮脱色率的影响显著;脱色时间、脱色温度、pH 值的曲线比较平缓,说明对总黄酮脱色率无显著影响。综合考虑,说明两者的交互项对总黄酮脱色率无显著影响。从图 6-8 可以看出脱色时间与脱色温度的曲线都比较平缓,说明两者之间的交互项对总黄酮脱色率的影响不显著。从图 6-9 可以看出 pH 值的曲线相对陡峭,说明对其总黄酮脱色率的影响显著;脱色时间的曲线相对来说趋于平缓,说明其对总黄酮脱色率的影响不显著。综合考虑,说明 pH 值与脱色时间的交互项对总黄酮脱色率的影响不显著。从图 6-10、图 6-11 可以看出脱色温度与脱色时间的交互项、脱色时间与 pH 值的交互项的曲线相对来说都趋于平缓,说明它们对总黄酮保留率的影响不显著。从图 6-12 可以看出 pH 值的曲线比较陡峭,说明 pH 值对总黄酮保留率的影响比较显著;脱色温度的曲线比较平缓,说明脱色温度对总黄酮保留率的无显著影响。综合考虑,两者之间的交互项对总黄酮保留率的影响不显著。

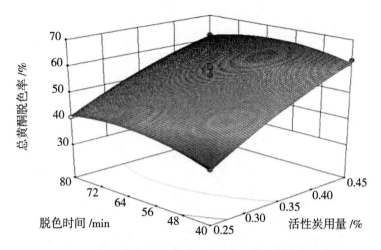

图 6-5　活性炭用量与脱色时间的交互作用对总黄酮脱色率的影响

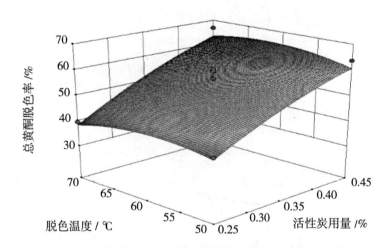

图 6-6　活性炭用量与脱色温度的交互作用对总黄酮脱色率的影响

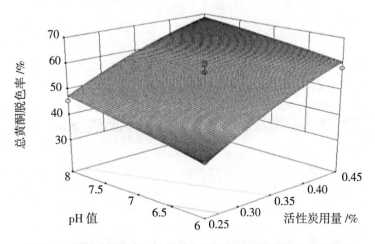

图 6-7　活性炭用量与 pH 值的交互作用对总黄酮脱色率的影响

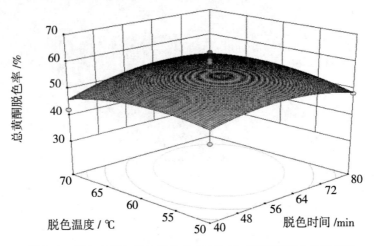

图6-8 脱色时间与脱色温度的交互作用对总黄酮脱色率的影响

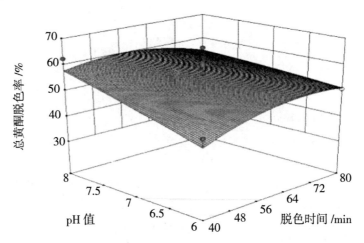

图6-9 脱色时间与pH值的交互作用对总黄酮脱色率的影响

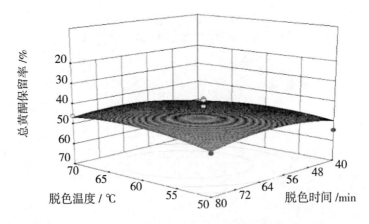

图6-10 脱色时间与脱色温度的交互作用对总黄酮保留率的影响

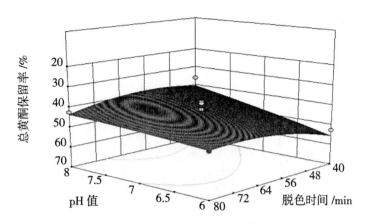

图 6-11　脱色时间与 pH 值的交互作用对总黄酮保留率的影响

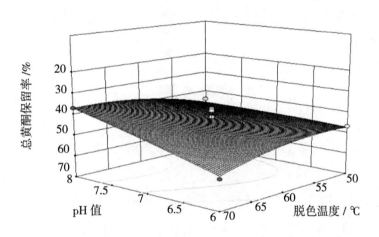

图 6-12　脱色温度与 pH 值的交互作用对总黄酮保留率的影响

(5) 最优条件及验证性实验

对实验模型进一步分析,得出理论最佳总黄酮脱色条件为:活性炭用量 0.40%,脱色时间 40 min,脱色温度 50 ℃,pH 值 6。在这种条件下的理论总黄酮脱色率为 52%,黄酮保留率为 46.96%。在活性炭用量 0.40%、脱色时间 40 min、脱色温度 50 ℃、pH 值 6 的条件下,对最优总黄酮脱色条件进行 3 次验证,结果见表 6-4。测得总黄酮脱色率的平均值为(49.23±2.82)%,总黄酮保留率的平均值为(48.81±2.96)%,结果与响应面预测值相近,证明此脱色工艺可行。

6.3　结论

本实验通过研究活性炭用量、脱色时间、脱色温度、pH 值 4 个因素对曼地亚红豆杉枝叶中总黄酮脱色工艺的影响,得到该实验结果,其结果表明活性炭用量和 pH 值对曼地亚红豆杉枝叶中总黄酮以活性炭进行脱色的影响较大,脱色温度和脱色时间对总黄酮脱色影响较小。活性炭用量 0.40%、脱色时间 40 min、脱色温度 50 ℃、pH 值 6 是曼地亚红豆杉枝叶中总黄酮以活性炭进行脱色的最佳条件。通过此次实验,得出曼地亚红豆杉枝叶中总黄酮脱色最佳工艺的条件,对有效提高总黄酮脱色率有着重要意义,并为曼地亚红豆杉总黄酮的进一步开发、研究提供科学依据。

参考文献

[1] 金华,钟芳丽,李秀萍,等.银杏叶黄酮活性炭脱色工艺的研究[J].食品研究与开发,2017,38(8):86.

[2] 李铂.丹参近缘种成分差异及毛状根中丹参酮积累调控研究[D].咸阳:西北农林科技大学,2015.

[3] 王俊青,汪全,焦阳阳,等.响应面法优化南方红豆杉叶总黄酮提取工艺研究[J].食品研究与开发,2019,40(2):86-90.

[4] 戴丽君,梁运翔.正交实验优化大豆多肽脱色工艺[J].食品科学,2013,34(12):90-94.

[5] 谢建华,申明月,聂少平,等.青钱柳多糖活性炭脱色工艺[J].南昌大学学报(理科版),2013,37(4):382-385.

[6] 赵肖通,解军波,潘炳成,等.响应面分析法优化姬松茸多糖的脱色工艺[J].食品工业科技,2016,37(9):207-212.

第7章
曼地亚红豆杉枝叶中总黄酮提取工艺及抗氧化活性研究

7.1 材料与方法

7.1.1 材料

实验所需材料为平顶山学院校外基地的曼地亚红豆杉枝叶。实验仪器、试剂详见"第5章5.1.1"。

7.1.2 方法

（1）原材料处理

将采集的曼地亚红豆杉枝叶置于电热鼓风干燥箱（50 ℃）中烘干后，粉碎处理，过60目筛，制成曼地亚红豆杉药材粉末，备用。

（2）提取工艺

称取曼地亚红豆杉枝叶粉末1.00 g，按一定液料比、乙醇浓度、超声功率、超声温度、超声时间、提取次数，加入一定量浓度的乙醇溶液，在水浴锅进行热回流提取，提取结束后，用一次性吸管将溶液移取到离心管，放入离心机，以12 000 r/min的速度离心10 min，再用移液枪移取上清液于50 mL的容量瓶，用乙醇溶液进行定容至刻度线。将上述得到的提取液稀释一定倍数，取稀释液0.20 mL，总黄酮含量的测定方法参考"第3章3.1.2"相关内容。

(3)响应面优化工艺

利用 Box-Benhnken 中心组合设计原理,以各单因素为自变量,总黄酮提取率为因变量,选取各单因素实验结果最优取值点为中心,上下区域各取 1 个水平值作为响应面实验设计水平,设计 4 因素 3 水平 29 个实验点的响应面优化工艺,如表 7-1 所示。

表 7-1   响应面分析法的因素及水平

因素	水平		
	−1	0	1
液料比(X_1)/(mL/g)	25	30	35
乙醇浓度(X_2)/%	60	65	70
提取温度(X_3)/℃	50	60	70
提取时间(X_4)/min	75	90	105

(4)抗氧化活性的研究

DPPH 自由基、ABTS$^+$自由基和亚硝酸盐清除实验方法参考"第 5 章 5.1.2"相关内容。

7.2   结果与分析

7.2.1   提取时间对曼地亚红豆杉枝叶中总黄酮提取率的影响

如图 7-1 所示,当提取时间为 90 min 时,曼地亚红豆杉枝叶中总黄酮提取率达到最大值,为 12.05%;在提取时间超过 90 min 后,总黄酮提取率处于逐渐下降的状态。由此可以得出,总黄酮的提取率并不是随着提取时间的延长而一直增加的,这可能是因为提取时间过长,破坏了黄酮类化合物的结构,从而降低了总黄酮的提取率。因此,90 min 为曼地亚红豆杉枝叶中总黄酮的最佳提取时间。

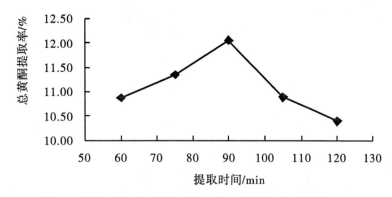

图 7-1　提取时间对曼地亚红豆杉枝叶中总黄酮提取率的影响

7.2.2　液料比对曼地亚红豆杉枝叶中总黄酮提取率的影响

如图 7-2 所示,当液料比为 30∶1(mL/g)时,曼地亚红豆杉枝叶中总黄酮提取率达到最大值,为11.97%;在液料比大于 30∶1(mL/g)后,总黄酮提取率处于逐渐下降的状态。由此可以得出,总黄酮的提取率并不是随着液料比的增加而一直增加的,这可能是因为随着溶剂量的增加,物料被溶剂充分包裹,导致其他杂质也被提取出来,从而降低了总黄酮提取率。因此,30∶1(mL/g)为曼地亚红豆杉枝叶中总黄酮的最佳提取液料比。

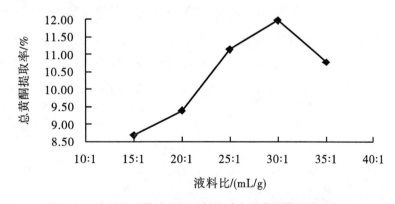

图 7-2　液料比对曼地亚红豆杉枝叶中总黄酮提取率的影响

7.2.3　乙醇浓度对曼地亚红豆杉枝叶中总黄酮提取率的影响

如图 7-3 所示,当乙醇浓度为 65% 时,曼地亚红豆杉枝叶中总黄酮提取率达到最大值,为12.12%;在乙醇浓度大于65%后,总黄酮提取率处于逐渐下降的状态。由此可以得出,总黄酮的提取率并不是随着乙醇浓度的增加而一直增加的,这可能是因为随着乙醇浓度增加,提取液中脂溶性物质也被提取出来,影响总黄酮的提取,进而降低了总黄酮的提取率。因此,65%为曼地亚红豆杉枝叶中总黄酮的最佳提取乙醇浓度。

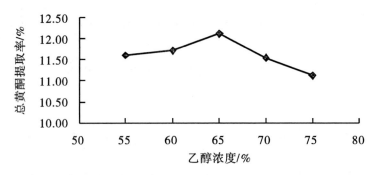

图7-3 乙醇浓度对曼地亚红豆杉枝叶中总黄酮提取率的影响

7.2.4 提取温度对曼地亚红豆杉枝叶中总黄酮提取率的影响

如图7-4所示,当提取温度为70 ℃时,曼地亚红豆杉枝叶中总黄酮提取率达到最大值,为11.89%,但在提取温度超过70 ℃后,总黄酮提取率处于逐渐下降的状态。由此可以得出,总黄酮的提取率并不是随着温度的升高而一直增加的,这可能因为温度太高,破坏了黄酮类化合物的结构,并且使更多的杂质溶出,从而降低了总黄酮的提取率。因此,70 ℃为曼地亚红豆杉枝叶中总黄酮的最佳提取温度。

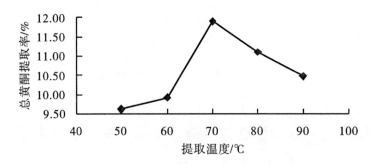

图7-4 提取温度对曼地亚红豆杉枝叶中总黄酮提取率的影响

7.2.5　提取次数对曼地亚红豆杉枝叶中总黄酮提取率的影响

如图 7-5 所示,提取 1~2 次,曼地亚红豆杉枝叶中总黄酮提取率上升幅度较大;2 次以后,总黄酮提取率上升幅度较小。同时,又考虑到提取次数过多,既浪费试剂又消耗时间,因此,曼地亚红豆杉枝叶中总黄酮的最佳提取次数为 2 次。

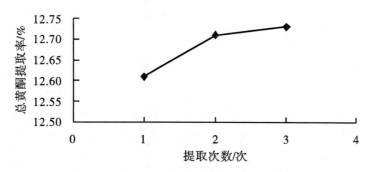

图 7-5　提取次数对曼地亚红豆杉枝叶中总黄酮提取率的影响

7.2.6　响应面优化分析

(1)响应面实验结果

依据 Box-Behnken 的中心组合原理,以各单因素为影响因素,利用响应面分析法对总黄酮提取率进行实验设计,结果见表 7-2。

表 7-2　响应面分析法的实验结果

实验编号	液料比 (X_1)/(mL/g)	乙醇浓度 (X_2)/%	提取温度 (X_3)/℃	提取时间 (X_4)/min	总黄酮 提取率/%
1	30:1	65	70	90	12.61
2	35:1	65	70	105	10.14
3	25:1	70	70	90	8.06
4	30:1	65	80	105	11.02
5	25:1	65	60	90	11.57
6	30:1	70	60	90	9.14
7	30:1	65	60	75	11.70
8	25:1	65	70	105	9.85
9	30:1	60	60	90	11.62

续表 7-2

实验编号	液料比 (X_1)/(mL/g)	乙醇浓度 (X_2)/%	提取温度 (X_3)/℃	提取时间 (X_4)/min	总黄酮提取率/%
10	25:1	60	70	90	9.87
11	30:1	65	70	90	12.58
12	30:1	70	80	90	9.25
13	30:1	60	70	75	11.38
14	30:1	60	70	105	10.84
15	35:1	60	70	90	11.96
16	35:1	65	80	90	11.66
17	35:1	65	60	90	11.64
18	25:1	65	80	90	11.50
19	30:1	65	70	90	12.64
20	30:1	70	70	75	8.16
21	30:1	65	80	75	11.56
22	30:1	65	60	105	9.23
23	30:1	65	70	90	12.51
24	30:1	60	80	90	11.85
25	30:1	65	70	90	11.85
26	35:1	65	70	75	11.57
27	35:1	70	70	90	9.56
28	30:1	70	70	105	9.19
29	25:1	65	70	75	11.02

利用 Design-Expert 软件对实验结果进行拟合回归,得到曼地亚红豆杉枝叶总黄酮提取率(Y)的多元二次回归模拟方程如下:

$$Y = -3\,016.88 + 22.71X_1 + 82.21X_2 + 1.96X_3 + 2.94X_4 - 0.06X_1X_2 + 0.004X_1X_3 - 0.009X_1X_4 - 0.006X_2X_3 + 0.05X_2X_4 + 0.03X_3X_4 - 0.29X_1^2 - 0.67X_2^2 - 0.03X_3^2 - 0.05X_4^2$$

为了进一步考察各单因素对曼地亚红豆杉枝叶中总黄酮提取率的影响,实验进行了方差分析,见表7-3。

表7-3　响应面分析法对总黄酮提取率的方差分析结果

方差来源	平方和	自由度	均方	F 值	P 值	显著性
模型	4 555.09	14	325.36	9.20	< 0.000 1	＊＊
X_1	180.96	1	180.96	5.12	0.040 1	＊
X_2	1 670.88	1	1 670.88	47.26	< 0.000 1	＊＊

续表 7-3

方差来源	平方和	自由度	均方	F 值	P 值	显著性
X_3	31.36	1	31.36	0.89	0.362 2	
X_4	218.45	1	218.45	6.80	0.026 2	*
$X_1 X_2$	8.70	1	8.70	0.25	0.627 5	
$X_1 X_3$	0.20	1	0.20	0.01	0.940 7	
$X_1 X_4$	1.69	1	1.69	0.05	0.830 1	
$X_2 X_3$	0.36	1	0.36	0.01	0.921 1	
$X_2 X_4$	61.62	1	61.62	1.74	0.207 9	
$X_3 X_4$	93.12	1	93.12	2.63	0.126 9	
X_1^2	350.26	1	350.26	9.91	0.007 1	* *
X_2^2	1 819.50	1	1 819.50	51.47	< 0.000 1	* *
X_3^2	65.32	1	65.32	1.85	0.195 5	
X_4^2	752.85	1	752.85	21.29	0.000 4	* *
残差	494.92	14	35.35			
失拟项	448.71	10	44.87	3.88	0.101 5	
纯误差	46.20	4	11.55			
总计	5 050.00	28				

注:* * $P<0.01$ 表示极显著;* $P<0.05$ 表示显著。

由表 7-3 可看出,失拟项 P 值为 0.101 5(>0.05),表明失拟项对曼地亚红豆杉枝叶中总黄酮提取率无显著影响,实验结果受未知因素干扰小,并且残差均由随机误差引起;模型 F 值为 9.20,$P<0.000 1$,模拟表现为极显著水平,表明拟合效果较好,符合多元回归要求。在方差分析表中,乙醇浓度一次项(X_2)及液料比二次项(X_1^2)、乙醇浓度二次项(X_2^2)、提取时间二次项(X_4^2)的 $P<0.01$,均表现为极显著水平,表明该因素对曼地亚红豆杉枝叶中总黄酮提取率有极显著影响;液料比一次项(X_1)、提取时间一次项(X_4)的 $P<0.05$,均表现为显著水平,表明该因素对曼地亚红豆杉枝叶中总黄酮提取率有显著影响;提取温度一次项(X_3)、提取温度二次项(X_3^2)及液料比与乙醇浓度的交互项($X_1 X_2$)、液料比与提取温度的交互项($X_1 X_3$)、液料比与提取时间的交互项($X_1 X_4$)、乙醇浓度与提取温度的交互项($X_2 X_3$)、乙醇浓度与提取时间的交互项($X_2 X_4$)、提取温度与提取时间的交互项($X_3 X_4$)的 $P>0.05$,均为无显著性,表明此范围内的曼地亚红豆杉枝叶中总黄酮提取率不受提取温度的影响,也不受各单因素之间互相交互作用的影响。由此可得出,影响曼地亚红豆杉枝叶中总黄酮提取率的单因素依次为:乙醇浓度>提取时间>液料比>提取温度。

(2)响应面图分析

利用 Design-Expert 软件作出由提取温度与提取时间之间、提取时间与乙醇浓度之间、提取时间与液料比之间、乙醇浓度和液料比之间交互的响应面图,来反映各单因素之间进行两两交互时,对曼地亚红豆杉枝叶中总黄酮提取率的影响。在响应面图中,响应值受曲线走势的影响,即越陡峭的曲线走势,对总黄酮提取率影响越大;越平缓的曲线走势,对总黄酮提取率影响越小。由图7-6可看出,乙醇浓度对曼地亚红豆杉枝叶中总黄酮提取率有较大的影响,因为其曲线走势较陡峭;其次为提取时间及液料比;提取温度对曼地亚红豆杉枝叶中总黄酮提取率无影响,因其曲线走势较平缓。

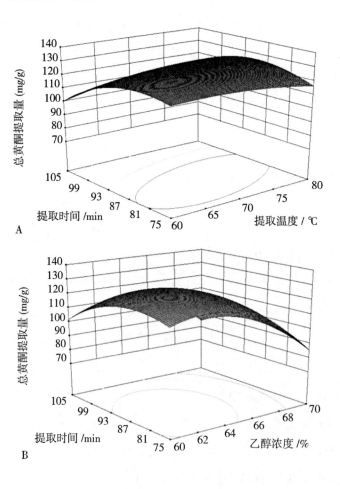

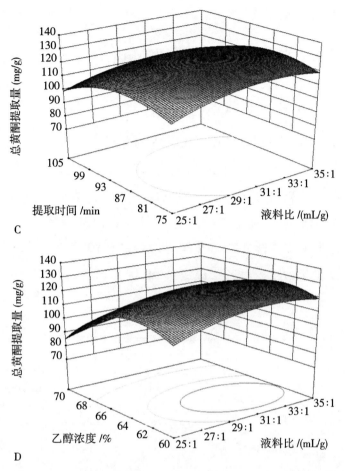

A. 提取时间与提取温度的交互作用对总黄酮提取率的影响；B. 提取时间与乙醇浓度的交互作用对总黄酮提取率的影响；C. 提取时间与液料比的交互作用对总黄酮提取率的影响；D. 乙醇浓度与液料比的交互作用对总黄酮提取率的影响。

图 7-6　响应面分析

（3）理论最佳条件及验证性实验

利用响应面法对曼地亚红豆杉枝叶中总黄酮提取的实验参数进行了优化分析，得出最佳热回流提取条件为液料比 31.59∶1（mL/g）、提取时间 86.10 min、乙醇浓度 63.01%、提取温度 70.89 ℃，该条件下总黄酮的理论提取量为 128.17 mg/g，则总黄酮的提取率为 12.82%。综合考虑，将其最佳提取工艺条件调整为液料比 32∶1（mL/g）、提取时间 86 min、乙醇浓度 63%、提取温度 71 ℃，以此条件进行热回流提取，3 次重复实验后进行验证，测得总黄酮提取量的平均值为 128.01 mg/g，则总黄酮的提取率为 12.80%，RSD = ±0.48%，验证结果与响应预测值相近，证明用此工艺进行提取是可行的。

7.2.7　曼地亚红豆杉枝叶中总黄酮体外抗氧化活性的研究

(1)清除 DPPH 自由基活性的研究

在最佳条件下提取曼地亚红豆杉枝叶中的总黄酮,并研究各梯度浓度下总黄酮提取液和维生素 C 对 DPPH 自由基的清除率,可知,曼地亚红豆杉枝叶总黄酮提取液对 DPPH 自由基的清除能力比维生素 C 更强。当总黄醇提取液质量浓度小于 0.40 mg/mL 时,随着其浓度的增加,DPPH 自由基的清除率逐步增强,达到 89.37%;随着曼地亚红豆杉枝叶总黄酮提取液质量浓度的继续增加,DPPH 自由基清除率变化缓慢,趋势基本稳定,最终达 91.04%(图 7-7)。

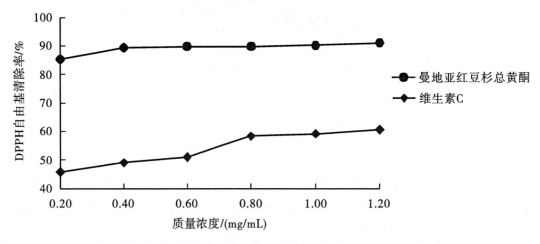

图 7-7　曼地亚红豆杉枝叶中总黄酮对 DPPH 自由基清除率的影响

(2)清除 ABTS+ 自由基活性的研究

曼地亚红豆杉枝叶的总黄酮提取液质量浓度由 0.02 mg/mL 增加到 0.10 mg/mL,其对 ABTS+ 自由基的清除率呈直线增加。在总黄酮提取液质量浓度达到 0.10 mg/mL 时清除率达到 97.08%,之后随着质量浓度的增加清除率增加幅度变缓,最终达到 99.17%,表明曼地亚红豆杉枝叶中总黄酮 ABTS+ 自由基的清除能力与浓度存在量效关系,但其作用效果弱于维生素 C(图 7-8)。

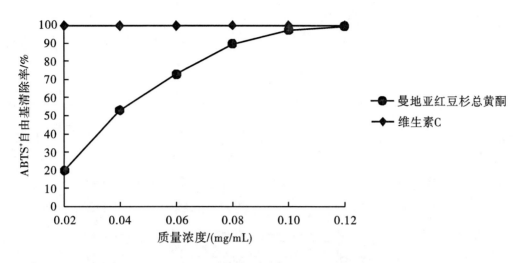

图7-8　曼地亚红豆杉枝叶中总黄酮对 ABTS⁺ 自由基清除率的影响

（3）清除亚硝酸盐自由基活性的研究

在相同质量浓度范围内，随着维生素 C 和曼地亚红豆杉枝叶总黄酮提取液质量浓度的增加，亚硝酸根的清除率也在不断增加。在总黄酮提取液质量浓度达到 3.00 mg/mL 时，其对亚硝酸盐的清除率达到 65.50%，说明曼地亚红豆杉枝叶中总黄酮的清除能力与浓度呈明显的依赖关系，其对亚硝酸根的清除率与黄瑾叶中总黄酮（总黄酮提取液质量浓度为 3.00 mg/mL 时对亚硝酸盐的清除率约为 69.58%）类似，但其作用效果弱于维生素 C（图 7-9）。

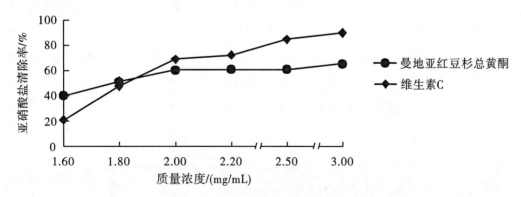

图7-9　曼地亚红豆杉枝叶中总黄酮对亚硝酸盐清除率的影响

7.3　结论

本实验以曼地亚红豆杉枝叶为原材料,以乙醇溶液为提取溶剂,采用热回流提取技术,在单因素设计的基础上,用响应面分析法对其提取工艺的参数进行优化。结果表明,对总黄酮提取率影响较大的单因素是乙醇浓度,其次是提取时间及液料比,而影响相对较小的是提取温度;又考虑到提取次数过多,既浪费试剂又消耗时间,所以确定本实验最佳提取次数为 2 次。实验确定,曼地亚红豆杉枝叶中总黄酮的最佳热回流提取条件为乙醇浓度 63%、提取时间 86 min、液料比 32∶1(mL/g)、提取温度 71 ℃、提取次数 2 次。曼地亚红豆杉枝叶中总黄酮提取量为 128.10 mg/g,方差分析结果显示,影响曼地亚红豆杉枝叶总黄酮提取量大小的因素依次为乙醇浓度>提取时间>液料比>提取温度。曼地亚红豆杉枝叶总黄酮提取液在质量浓度设定最大值时,DPPH 自由基、ABTS+ 自由基和亚硝酸盐的清除率分别为 91.04%、99.17% 和 65.50%,其抗氧化活性与质量浓度呈现量效关系。本研究以期为曼地亚红豆杉黄酮的综合开发利用提供理论依据和技术支持。

参考文献

[1]李铂.丹参近缘种成分差异及毛状根中丹参酮积累调控研究[D].咸阳:西北农林科技大学,2015.

[2]王俊青,汪全,焦阳阳,等.响应面法优化南方红豆杉叶总黄酮提取工艺研究[J].食品研究与开发,2019,40(2):86-90.

[3]杨永涛.罗布麻总黄酮的提取、分离纯化及其抗氧化性能研究[D].广州:华南理工大学,2018.

[4]张灵帮,邵玲,胡隼,等.两种火龙果果皮红色素提取工艺优化及其抗氧化活性[J].食品工业科技,2019,40(5):163-169.

[5]卢赛赛,许凤,王鸿飞,等.杨梅叶中总黄酮提取及其抗氧化能力研究[J].果树学报,2015,32(3):460-468.

[6]杜艳,李荣,姜子涛.白苏叶黄酮的微波辅助提取及其纯化的研究[J].食品工业科技,2016,37(6):280-286.

[7]吴冬青,徐新建,张丽,等.响应面分析法优化竹节草黄酮提取工艺[J].食品科学,2011,32(8):125-128.

[8]陈建福.响应面优化超声辅助提取黄槿叶总黄酮工艺及其亚硝酸盐清除能力[J].食品工业科技,2019,40(6):193-197.

第8章
均匀设计法优化中国红豆杉叶中总黄酮热回流提取及抗氧化活性研究

8.1 材料与方法

8.1.1 材料

实验所需材料为平顶山学院校外基地的中国红豆杉。实验仪器、试剂详见"第5章5.1.1"。

8.1.2 方法

(1)原材料的处理

将采集的中国红豆杉叶用自来水洗净后,用蒸馏水洗3遍,经电热鼓风干燥箱(温度50 ℃)干燥后,粉碎处理,过60目筛,制成中国红豆杉药材粉末,备用。

(2)标准曲线的绘制

参考"第3章3.1.2"相关内容。

(3)精密度实验

取对照品溶液6份,显色后测定吸光度,样品含量间的RSD值为2.45%,说明本方法的精密度良好。

（4）稳定性实验

取中国红豆杉叶样品粉末 2.0 g，采用热回流提取法提取配制供试品溶液，显色后于 0 min、15 min、30 min、45 min、60 min、75 min 测定吸光度，计算 RSD 值为 3.28%，符合规定要求，表明在实验进行的 75 min 内供试品溶液具有良好的稳定性。

（5）重复性实验

取中国红豆杉叶样品粉末 5 份，采用热回流提取法提取配制供试品溶液，显色后测定吸光度，计算 RSD 值为 4.81%，表明本实验方法的重复性良好。

（6）单因素实验

参考李新舟等的文献并稍加改动。称取 0.50 g 样品粉末，置于 100 mL 圆底烧瓶中，按不同的液料比加入不同浓度的乙醇溶液，在一定温度下以热回流提取法提取一定时间。离心速度为 12 000 r/min，离心 10 min，上清液用相应浓度乙醇溶液定容至 50 mL 容量瓶中，总黄酮含量的测定方法参考"第 3 章 3.1.2"相关内容。

（7）均匀设计实验

参考蒲忠慧等的文献并稍加改动。采用均匀设计实验，选取对总黄酮含量影响较大的因素，即液料比（X_1）、乙醇浓度（X_2）、提取温度（X_3）、提取时间（X_4），进行 4 因素 10 水平均匀设计优选提取中国红豆杉中的总黄酮，以红豆杉总黄酮含量为指标确定最佳提取工艺。

（8）抗氧化活性的研究

DPPH 自由基、$ABTS^+$ 自由基清除实验参考"第 5 章 5.1.2"相关内容。

（9）数据分析

对均匀设计实验的结果，利用均匀设计软件 DPS 7.05 进行结果分析，包括回归方程影响是否显著、各影响因素显著关系、最优提取工艺条件的确定等。

8.2 结果与分析

8.2.1 单因素实验的结果与分析

(1)液料比对中国红豆杉叶中总黄酮提取量的影响

准确称取中国红豆杉粉末 0.50 g,按 20∶1、30∶1、40∶1、50∶1、60∶1(mL/g)的液料比加入 70% 乙醇溶液,在 70 ℃ 的提取温度下回流提取 60 min。离心后的上清液用 70% 乙醇溶液定容至 50 mL 容量瓶,测定吸光度,计算总黄酮提取量。

由图 8-1 可知,随着液料比的加大(即提取剂用量的增加),总黄酮提取量也逐渐增加,当液料比为 40∶1(mL/g)时,总黄酮提取量达到最大,继续加大液料比,总黄酮提取量反而减少。可能是因为提取剂用量的增加,增大了提取剂与物料中的总黄酮浓度差,有利于黄酮类化合物的溶出。但液料比过高可能会使提取剂极性改变,从而降低部分总黄酮成分的溶解性,导致总黄酮提取量减少。因此,40∶1(mL/g)为适宜液料比。

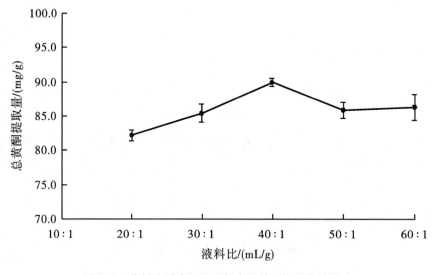

图 8-1 液料比对中国红豆杉中总黄酮提取量的影响

(2)乙醇浓度对中国红豆杉叶中总黄酮提取量的影响

准确称取中国红豆杉粉末 0.50 g,按 40∶1(mL/g)的液料比分别加入到浓度为 50%、60%、70%、80%、90% 的乙醇溶液,在 70 ℃ 的提取温度下回流提取 60 min。离心后的上清液用相应浓度的乙醇溶液定容至 50 mL 容量瓶中,测定吸光度,计算总黄酮提取量。

由图 8-2 可知,总黄酮提取量随着乙醇浓度的增加而增加,当乙醇浓度为 70% 时提取量达到最大;继续增加乙醇浓度,总黄酮提取量反而减少。可能是因为 70% 乙醇溶液的极性与中国红豆杉中总黄酮极性相近,依据"相似相溶"原理,总黄酮在 70% 乙醇溶液中易于溶出。因此,70% 为适宜乙醇浓度。

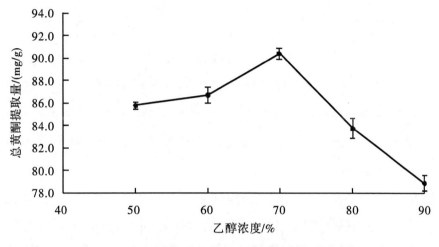

图 8-2　乙醇浓度对中国红豆杉中总黄酮提取量的影响

（3）提取温度对中国红豆杉叶中总黄酮提取量的影响

准确称取中国红豆杉粉末 0.50 g,按 40∶1（mL/g）的液料比加入浓度为 70% 的乙醇溶液,分别在 60 ℃、65 ℃、70 ℃、75 ℃、80 ℃ 的提取温度下回流提取 60 min。离心后的上清液用 70% 乙醇溶液定容至 50 mL 容量瓶中,测定吸光度,计算总黄酮提取量。

由图 8-3 可知,总黄酮提取量随着提取温度的升高而增加,当提取温度达到 75 ℃ 时提取量最大,而随着温度继续升高,总黄酮提取量反而减少。可能是因为随着提取温度的升高,提取剂分子运动加快,黄酮类物质溶出增加。但温度过高,部分黄酮类化合物结构被氧化破坏,导致总黄酮提取量减少。因此,75 ℃ 为适宜提取温度。

（4）提取时间对中国红豆杉叶中总黄酮提取量的影响

准确称取中国红豆杉粉末 0.50 g,按 40∶1（mL/g）的液料比加入浓度为 70%

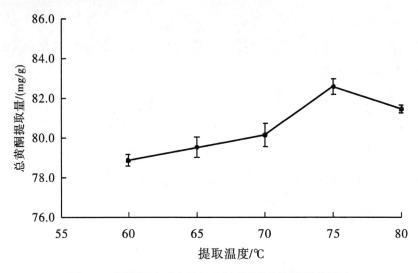

图 8-3　提取温度对中国红豆杉中总黄酮提取量的影响

的乙醇溶液,在提取温度 70 ℃下分别回流提取 50 min、70 min、90 min、110 min、130 min。离心后的上清液用 70% 乙醇溶液定容至 50 mL 容量瓶中,测定吸光度,计算总黄酮提取量。

由图 8-4 可知,初时,总黄酮提取量随着提取时间的延长而增加,提取时间为 70 min 时总黄酮提取量达到最大,之后随着提取时间的延长,总黄酮提取量反而减少。可能是因为提取时间短,黄酮类化合物不能充分溶出;提取时间过长,黄酮类化合物易被氧化,部分黄酮类化合物降解,导致总黄酮提取量下降。因此,70 min 为适宜提取时间。

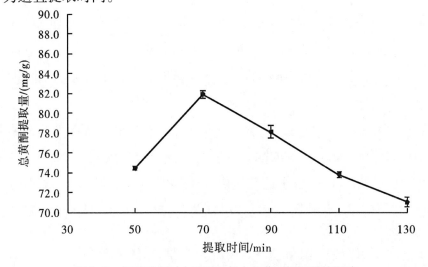

图 8-4　提取时间对中国红豆杉中总黄酮提取量的影响

8.2.2　均匀设计优化提取工艺

进行提取工艺优化实验,结果如表 8-1 所示。

表 8-1　均匀设计优化实验结果

实验编号	因素				总黄酮提取量(Y)/(mg/g)
	液料比 (X_1)/(mL/g)	乙醇浓度 (X_2)/%	提取温度 (X_3)/℃	提取时间 (X_4)/min	
1	40∶1	80	60	130	72.77
2	50∶1	50	65	90	82.84
3	60∶1	70	75	110	82.25
4	40∶1	50	80	70	81.13
5	30∶1	60	60	50	76.70
6	30∶1	60	70	130	68.95
7	20∶1	70	65	90	70.01
8	60∶1	90	70	70	75.88
9	20∶1	90	80	110	71.97
10	50∶1	80	75	50	79.38

以各因素为自变量,利用均匀设计软件 DPS 7.05 进行结果分析。以总黄酮提取量(Y)为指标进行二次多项式逐步回归分析,得到的回归数学模型为:

$$Y = 70.148\ 359\ 1 - 1.144\ 281\ 386\ 9\ X_2 + 1.476\ 023\ 751\ 4\ X_3 + 0.002\ 685\ 797\ 476\ 2\ X_2^2 - 0.005\ 256\ 562\ 262\ X_3^2 + 28.284\ 577\ 200\ X_1X_2 - 27.910\ 429\ 589X_1X_3 - 4.728\ 263\ 885X_1X_4 + 0.001\ 023\ 765\ 732\ 7X_3X_4$$

相关系数(R)= 0.999 7(>0.7),F= 1 831.249 5,P=0.018 1(<0.05),F 值与 P 值差异具有统计学意义,且决定系数(R^2)= 0.999 93(>0.5),说明方程拟合效果较好,符合多元回归要求。Durbin-Watson 统计量(d)= 1.874 369 12,接近 2,说明回归方程影响显著。实验分析结果见表 8-2、表 8-3、表 8-4。X_1、X_4 未选入回归方程,表明在实验所选因素水平范围内,液料比(X_1)和提取时间(X_4)对总黄酮提取量无显著影响。由表 8-2 的偏相关系数大小可知,各因素在本实验条件下的影响依次为乙醇浓度(X_2)>提取温度(X_3)。根据回归方程,计算得到的优化条

件为 $X_1 = 59.88 : 1 (\mathrm{mL/g})$，$X_2 = 50.43\%$，$X_3 = 65.77$ ℃，$X_4 = 89.63$ min，预测总黄酮提取量为85.76 mg/g。因为实际实验条件取整数，所以选取 $X_1 = 60 : 1 (\mathrm{mL/g})$，$X_2 = 50\%$，$X_3 = 66$ ℃，$X_4 = 90$ min，即最佳的工艺条件为液料比60 : 1（mL/g），乙醇浓度50%，提取温度66 ℃，提取时间90 min。

表8-2 中国红豆杉叶中总黄酮提取量偏相关系数的检验

因素	偏相关系数	t 检验值	P 值
X_2	−0.999 4	27.911 9	0.001 3
X_3	0.993 7	8.887 5	0.012 4
X_2^2	0.995 0	9.935 7	0.010 0
X_3^2	−0.974 6	4.354 0	0.048 9
$X_1 X_2$	0.999 7	44.649 9	0.000 5
$X_1 X_3$	−0.999 5	30.994 1	0.001 0
$X_1 X_4$	−0.998 2	16.722 2	0.003 6
$X_3 X_4$	0.994 3	9.327 8	0.011 3

表8-3 中国红豆杉叶中总黄酮提取量的拟合分析

实验编号	观测值	拟合值	拟合误差
1	72.77	72.754 8	0.015 2
2	82.84	82.860 5	−0.020 5
3	82.25	82.230 9	0.019 1
4	81.13	81.082 2	0.047 8
5	76.70	76.737 3	−0.037 3
6	68.95	68.996 8	−0.046 8
7	70.01	69.940 6	0.069 4
8	75.88	75.847 3	0.032 7
9	71.97	72.000 5	−0.030 5
10	79.38	79.429 1	−0.049 1

表 8-4　不同因素的比较

因素	直接	X_2	X_3	X_2^2	X_3^2	X_1X_2	X_1X_3	X_1X_4	X_3X_4
X_2	−3.331 2		0.322 3	1.094 6	−0.158 8	2.923 1	−0.975 0	−0.308 6	0.058 9
X_3	2.148 5	−0.499 7		0.199 4	−1.071 2	0.727 3	−1.300 0	−0.082 6	0.111 8
X_2^2	1.098 5	−3.319 3	0.389 9		−0.193 2	2.900 0	−0.988 9	−0.295 3	0.057 0
X_3^2	−1.072 1	−0.493 3	2.146 5	0.197 9		0.803 6	−1.367 0	−0.092 8	0.111 0
X_1X_2	6.145 3	−1.584 5	0.254 3	0.518 4	−0.140 2		−4.790 8	−1.244 1	0.132 8
X_1X_3	−5.110 3	−0.635 6	0.546 5	0.212 6	−0.286 8	5.761 1		−1.262 0	0.140 2
X_1X_4	−1.470 3	−0.699 1	0.120 7	0.220 6	−0.067 7	5.200 2	−4.386 5		0.291 0
X_3X_4	0.423 5	−0.463 0	0.566 9	0.147 9	−0.280 9	1.926 6	−1.691 8	−1.010 2	

根据均匀设计确定的最优工艺,即液料比(mL/g)60∶1、乙醇浓度50%、提取温度66 ℃、提取时间90 min,进行实验验证,平行测定3次,计算得中国红豆杉叶中总黄酮的平均提取量为93.69 mg/g,接近均匀设计回归模型预测的数据,且比均匀实验表中其他组合的总黄酮提取量高,表明该优化条件是可行的。

8.2.3　抗氧化活性的结果分析

(1)清除 DPPH 自由基能力的测定

由图 8-5 可知,随着中国红豆杉叶总黄酮提取液质量浓度的逐渐增加,清除 DPPH 自由基的能力逐渐提高,当其质量浓度为 0.60 mg/mL 时,DPPH 自由基的清除率达到83.43%,而后 DPPH 自由基清除率变化缓慢,最终在总黄酮提取液质量浓度为 1.20 mg/mL 时,清除率达84.71%。结果表明,中国红豆杉总黄酮比维生素 C 具有较好的 DPPH 清除能力。

(2)清除 ABTS⁺ 自由基能力的测定

由图 8-6 可知,随着中国红豆杉叶中总黄酮提取液质量浓度的逐渐增加,ABTS⁺自由基的清除率直线提高;维生素 C 作为强抗氧化剂,在 0.60 mg/mL 的质量浓度时对 ABTS⁺ 自由基的清除率为 99.59%。在总黄酮提取液质量浓度为

1.20 mg/mL 时，ABTS⁺自由基的清除率达到 83.64%，呈现出明显的浓度依赖性，表明中国红豆杉中总黄酮对 ABTS⁺的清除能力与其质量浓度存在正相关，呈现量效关系。

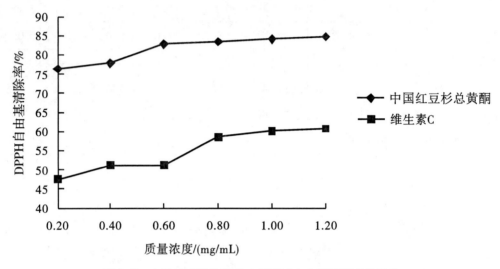

图 8-5　中国红豆杉总黄酮对 DPPH 自由基清除率的影响

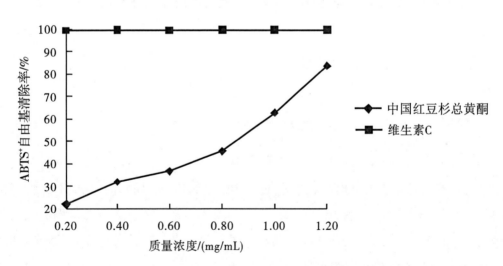

图 8-6　中国红豆杉总黄酮对 ABTS⁺自由基清除率的影响

8.3　讨论与结论

8.3.1　讨论

本实验以中国红豆杉叶为原材料,在单因素实验的基础上,通过均匀设计实验优化中国红豆杉叶中总黄酮的热回流提取工艺。结果表明,在实验所选因素水平范围内,影响中国红豆杉叶中总黄酮提取量的因素依次为乙醇浓度和提取温度,液料比和提取时间对总黄酮提取量无显著影响。热回流最优提取工艺为液料比 60:1(mL/g)、乙醇浓度 50%、提取时间 90 min、提取温度 66 ℃,依据该条件,中国红豆杉叶中总黄酮的提取量达到 93.69 mg/g。倪亚杰等采用响应面分析法超声提取宁波泰康红豆杉种植基地的南方红豆杉中的总黄酮,提取量为 53.15 mg/g;李石清等采用响应面分析法微波提取宁波泰康南方红豆杉枝叶中的总黄酮,提取量为 81.16 mg/g;孔繁晟等采用紫外分光光度法提取云南大理云龙县南方红豆杉枝叶中的总黄酮,提取量为 50 mg/g。而本实验所得总黄酮提取量为 93.69 mg/g,由此可见,本实验所采用方法及选用材料都是相对较优的。本实验所得总黄酮提取量高于上述参考文献,究其原因,可能与红豆杉的种类和产地不同有关,也可能是不同的提取方法引起的差异。

8.3.2　结论

本研究通过均匀设计实验确定优化的热回流最优提取工艺为液料比 60:1(mL/g)、乙醇浓度 50%、提取时间 90 min、提取温度 66 ℃,依据该条件,中国红豆杉叶总黄酮含量达到 93.69 mg/g。中国红豆杉叶总黄酮提取液在质量浓度最大时,DPPH 自由基和 ABTS[+] 自由基的清除率分别为 84.71%、83.64%,呈现出明显的质量浓度依赖性,呈现正相关。本实验为中国红豆杉叶资源的充分利用提供参考依据,以期能更好地开发红豆杉叶资源。

参考文献

[1] 李铂. 丹参近缘种成分差异及毛状根中丹参酮积累调控研究[D]. 咸阳:西北农林科技大学,2015.

[2] 王俊青,汪全,焦阳阳,等. 响应面法优化南方红豆杉叶总黄酮提取工艺研究[J]. 食品研究与开发,2019,40(2):86-90.

[3] 卫强,张国升,刘金旗,等. 皖南地区红豆杉枝叶中总黄酮的超声波提取工艺研究[J]. 中国医院药学杂志,2014,34(11):886-889.

[4] 李新舟,张怀宇,许友玲. 回流法提取银杏叶总黄酮的研究[J]. 化学与生物工程,2014,31(3):31-34.

[5] 蒲忠慧,汪谦,孙小程,等. 均匀设计优选红景天提取工艺研究[J]. 绵阳师范学院学报,2016,35(8):11-15.

[6] 倪亚杰,李石清,徐磊,等. 响应面分析法优化南方红豆杉总黄酮超声提取工艺研究[J]. 甘肃中医学院学报,2013,30(2):39-43.

[7] 李石清,张春椿,年慧慧,等. 响应面分析南方红豆杉黄酮微波提取工艺研究[J]. 云南中医学院学报,2012,35(3):6-9.

[8] 孔繁晟,严春艳,贡永光,等. 紫外分光光度法测定云南红豆杉枝叶中总黄酮的含量[J]. 时珍国医国药,2009,20(2):471-472.

第9章
中国红豆杉叶中总黄酮活性炭脱色工艺研究

9.1 材料与方法

9.1.1 材料

实验材料为平顶山学院校外基地的中国红豆杉叶。实验仪器、试剂详见"第3章3.1.1"。

9.1.2 方法

(1)材料处理

1)样品溶液测定前的处理

将采集的中国红豆杉叶经电热鼓风干燥箱(温度50 ℃)干燥后,粉碎处理,过60目筛,制成中国红豆杉药材粉末,备用。准确称取 0.50 g 样品粉末,置于100 mL 圆底烧瓶中,液料比60∶1(mL/g)、乙醇浓度50%、提取温度66 ℃、热回流提取时间90 min,离心速度为 12 000 r/min,离心 10 min,上清液用相应浓度乙醇溶液定容至50 mL 容量瓶中,即得测定所需的待测液。

2)活性炭的预处理

参考吴红红的论文稍加改动后对活性炭的处理方法:实验开始前先在电热鼓风干燥箱中于 105 ℃下将活性炭烘 40 min,取出,并置于干燥箱中备用。

(2)标准曲线的绘制

参考李铂和王俊青等的方法并稍加改动,详见"第3章3.1.2"相关内容。

（3）活性炭脱色的单因素条件

参考金华等的方法并稍加改动，移取中国红豆杉叶总黄酮提取液5 mL于圆底烧瓶中，加入0.05 g预处理过的活性炭及搅拌子，调整至合适转速置于60 ℃水浴锅中加热50 min，固定其他条件，分别考察活性炭用量（10 mg、30 mg、50 mg、70 mg、90 mg、110 mg）、脱色时间（20 min、30 min、40 min、50 min、60 min、70 min）、脱色温度（30 ℃、40 ℃、50 ℃、60 ℃、70 ℃、80 ℃）以及pH值（4、5、6、7、8、9）对中国红豆杉叶中总黄酮脱色率和保留率的影响，总黄酮提取量测定方法参考"第3章3.1.2"相关内容。

（4）总黄酮脱色率和保留率的测定

参考"第4章4.1.2"相关内容。

（5）均匀设计优化脱色工艺的条件

为了解各因素之间的交互影响，在单因素实验的基础上，用均方实验设计，以活性炭用量（X_1）/mg、脱色时间（X_2）/min、脱色温度（X_3）/℃及pH值（X_4）为因素，以总黄酮脱色率（Y_1）/%和保留率（Y_2）/%为考察指标，设计因素水平表。

9.2　结果与分析

9.2.1　活性炭脱色率的均方设计及指标测定

基于因素水平表进行各个分组的测量与计算，其所得到的总黄酮脱色率和保留率结果见表9-1。

表9-1　均匀设计脱色工艺方案及结果

实验编号	活性炭用量（X_1）/mg	脱色时间（X_2）/min	脱色温度（X_3）/℃	pH值（X_4）	总黄酮脱色率（Y_1）/%	总黄酮保留率（Y_2）/%
1	10	40	50	6	86.03%	14.23%
2	10	60	80	5	84.95%	15.11%
3	30	20	60	9	62.80%	37.21%

续表 9-1

实验编号	活性炭用量 (X_1)/mg	脱色时间 (X_2)/min	脱色温度 (X_3)/℃	pH 值(X_4)	总黄酮脱色率 (Y_1)/%	总黄酮保留率 (Y_2)/%
4	30	70	40	7	71.40%	28.59%
5	50	30	60	4	65.43%	34.52%
6	50	40	30	8	63.48%	36.52%
7	70	50	80	8	53.22%	46.79%
8	70	70	70	6	68.76%	31.23%
9	90	20	40	5	54.78%	45.21%
10	90	60	50	9	51.51%	48.50%
11	110	30	70	7	53.17%	46.82%
12	110	50	30	4	62.48%	37.52%

将 X_1、X_2、X_3、X_4 的实验数据输入 DPS 系统中,利用二次多项式逐步回归进行分析,建立 4 个单因素与总黄酮脱色率(Y_1)、总黄酮保留率(Y_2)之间的回归函数模型,并且对回归方程进行显著性实验。

总黄酮脱色率的回归函数模型为:

$Y_1 = -0.276\,088\,192\,3 + 11.654\,061\,693\,X_1 + 0.005\,600\,699\,338\,X_3 - 39.264\,663\,09\,X_1X_1 + 0.000\,013\,719\,693\,636\,X_3^2 - 0.028\,367\,199\,296\,X_1X_2 - 0.044\,140\,998\,09\,X_1X_3 - 0.141\,009\,139\,16\,X_1X_4 - 0.000\,088\,796\,709\,24\,X_2X_3 + 0.000\,741\,920\,293\,3X_2X_4 + 0.000\,105\,321\,526\,13X_3X_4$

总黄酮保留率的回归函数模型为:

$Y_2 = 0.417\,099\,331 - 8.274\,840\,189\,X_1 - 0.003\,345\,066\,699\,X_2 + 0.004\,195\,488\,363\,X_3 + 0.170\,773\,591\,78\,X_4 + 39.670\,623\,65\,X_1^2 - 0.010\,817\,555\,109\,X_4X_4 + 0.060\,785\,230\,27\,X_1X_2 - 0.217\,715\,723\,58\,X_1X_4 + 0.000\,016\,371\,913\,305X_2X_3 - 0.000\,777\,704\,910\,3X_3X_4$

对总黄酮脱色率的回归方程进行分析见表 9-3,结果进行调查后的剩余标准差(S)值为 0.002 3,相关系数(R)值为 1,P 值为 0.015 1,F 值为 2 665.324,调整后的相关系数(R)为 0.002 3,决定系数为 0.999 96,剩余通径系数为 0.006 13,Durbin-Watson 统计量(d)为 2.122 642 47。其得到的最优解是:X=(0.080 1,20,80,9);Y=0.578 7。

表 9-3 总黄酮脱色率的偏相关系数的检验

因素	偏相关系数	t 检验值	P 值
X_1	0.999 8	52.119 0	0.000 4
X_3	0.997 1	13.071 1	0.005 8
X_1^2	−0.999 8	52.487 8	0.000 4
X_3^2	0.966 0	3.735 9	0.064 8
X_1X_2	−0.998 4	17.773 2	0.003 2
X_1X_3	−0.999 3	26.117 2	0.001 5
X_1X_4	−0.992 8	8.281 7	0.014 3
X_2X_3	−0.999 2	24.596 4	0.001 6
X_2X_4	0.999 2	25.419 0	0.001 5
X_3X_4	0.985 1	5.736 3	0.029 1

对总黄酮保留率的回归方程进行分析,剩余标准差(S)值为0.002,相关系数(R)值为1,P值为0.013,F值为3 600.617,调整后的相关系数(R)为0.999 8,决定系数为0.999 97,剩余通径系数为0.005 27,Durbin–Watson 统计量(d)为1.242 187 71,通过表9-2可得到总黄酮保留率的回归函数模型是有意义的。其得到的最优解是:$X=(0.01,40.21,51.291,5.963 4)$;$Y=0.86$,从各个影响因素的方程回归系数来看:总黄酮保留率随活性炭用量(X_1)的增加有先降低后增加的趋势,脱色时间(X_2)与总黄酮保留率呈负相关关系,脱色温度(X_3)与总黄酮保留率呈正相关关系,总黄酮保留率随 pH 值(X_4)的增加有先增加后降低的趋势。

表 9-2 总黄酮保留率的偏相关系数的检验

因素	偏相关系数	t 检验值	P 值
X_1	−0.999 8	49.559 8	0.000 4
X_2	−0.998 5	18.415 5	0.002 9
X_3	0.996 8	12.386 3	0.006 5
X_4	0.999 5	32.122 3	0.001 0
X_1^2	0.999 8	57.386 8	0.000 3
X_4X_4	−0.999 5	32.506 4	0.000 9
X_1X_2	0.999 6	35.715 6	0.000 8
X_1X_4	−0.996 1	11.235 2	0.007 8
X_2X_3	0.983 8	5.485 9	0.031 7
X_3X_4	−0.998 7	19.724 0	0.002 6

从各个影响因素的方程回归系数来看:脱色时间(X_2)与总黄酮脱色率呈负相关关系,脱色温度(X_3)、pH 值(X_4)与总黄酮脱色率呈正相关关系,总黄酮脱色率随活性炭用量(X_1)的增加有先增加后降低的趋势。

9.2.2 各因素与总黄酮脱色率和总黄酮保留率关系的综合分析

对上述 2 个二次多项式回归方程进行综合分析可得,活性炭用量(X_1)对总黄酮保留率的结果起到负面影响,但对总黄酮脱色率的结果在一定范围内起到了促进作用;脱色时间(X_2)、脱色温度(X_3)对总黄酮脱色率和总黄酮保留率都趋向于正向积极的促进作用;pH 值(X_4)对总黄酮保留率的结果在一定范围内起到负面影响,但对总黄酮脱色率趋于正向积极的促进影响。

9.2.3 中国红豆杉叶中总黄酮脱色工艺最优结果的确定

以活性炭的用量作为首要指标取总黄酮脱色率最优结果与总黄酮保留率最优结果范围内的 4 组数据进行最后的最优条件的确定。条件分组及总黄酮脱色率、总黄酮保留率的结果分析见表 9-4,中国红豆杉叶中总黄酮脱色实验最佳工艺为:活性炭用量(X_1)为 90 mg、脱色时间(X_2)为 60 min、脱色温度(X_3)为 50 ℃、pH 值(X_4)为 9,此条件下得到的总黄酮脱色率(Y_1)为 48.49%,总黄酮保留率(Y_2)为 50.49%。该工艺不仅可以保证红豆杉叶总黄酮的脱色率有较高的水平,也可使总黄酮的保留率有较高的水平。

表 9-4 实验结果数据统计

实验编号	活性炭用量 (X_1)/mg	脱色时间 (X_2)/min	脱色温度 (X_3)/℃	pH 值(X_4)	总黄酮脱色率 (Y_1)/%	总黄酮保留率 (Y_2)/%
1	50	40	70	7	36.52	63.48
2	70	50	60	8	37.88	62.51
3	90	60	50	9	48.49	50.49
4	30	30	80	6	19.46	82.44

9.3　讨论与结论

9.3.1　讨论

本实验采用均匀设计法确定活性炭对中国红豆杉叶中总黄酮提取液脱色率的最佳工艺:活性炭用量(X_1)为 75～80 mg、脱色时间(X_2)为 20 min、脱色温度(X_3)为 80 ℃、pH 值(X_4)为 9。在此条件下所得到的中国红豆杉叶中总黄酮脱色率的实验结果为 57.87%。中国红豆杉叶中总黄酮保留率的最佳工艺:活性炭用量(X_1)为 10 mg、脱色时间(X_2)为 40.21 min、脱色温度(X_3)51.29 ℃、pH 值(X_4)为 5.9。此条件下所得到的厚叶岩白菜根部总黄酮保留率的实验结果为 86%。因总黄酮保留率和脱色率的最佳工艺条件相差较大,在两组实验条件的范围内各取 4 组数值进行实验,得在此范围内的最佳工艺为:活性炭用量(X_1)为 90 mg、脱色时间(X_2)为 60 min、脱色温度(X_3)为 50 ℃、pH 值(X_4)为 9,此条件下得到的总黄酮脱色率为 48.49%,总黄酮保留率为 50.49%。该工艺不仅可以保证中国红豆杉叶中总黄酮的脱色率有较高的水平,还可以保证总黄酮的保留率也有较高的水平,对于总黄酮脱色工艺的推广应用具有理论和实践意义。

实验过程中使用的活性炭是无臭、无味、无毒性的黑色细微粉末,实验采用活性炭做脱色实验主要是运用其孔状结构对色素有吸附作用,使色素与有效成分总黄酮分离从而达到脱色的目的。活性炭的吸附性除了与吸附性质、吸附条件有关以外,还取决于活性炭自身所具有的孔隙结构和表面官能团。

9.3.2　结论

中国红豆杉叶中总黄酮脱色实验最佳工艺为活性炭用量 90 mg、脱色时间 60 min、脱色温度 50 ℃、pH 值 9,此条件下得到的总黄酮脱色率为 48.49%,总黄酮保留率为 50.49%。该工艺不仅可以保证中国红豆杉叶中总黄酮的脱色率有较高的水平,同时还可以保证总黄酮的保留率也有较高的水平。

参考文献

[1]戴丽君,梁运祥.正交试验优化大豆多肽脱色工艺[J].食品科学,2013,34 (12):90-94.

[2]吴红红,潘兰,陈刚,等.新疆哈萨克药厚叶岩白菜化学成分初步研究[J].新疆医学,2014,44(4):3-5.

[3]赵昕岚,荷叶中总黄酮和荷叶碱提取纯化工艺研究[D].长沙:湖南农业大学,2013.

[4]毛龙火,银杏叶总黄酮的提取及其对人肝癌细胞株SMMC-7721细胞的影响[D].南昌:南昌大学,2014.

[5]金华,钟方丽,李秀萍,等.银杏叶黄酮活性炭脱色工艺的研究[J].食品研究与开发,2017,38(8):85-88.

[6]李俶.槲寄生中生物碱与黄酮类化合物的提取、纯化及黄酮类化合物的生物活性研究[D].南昌:南昌大学,2007.

[7]陈林,杨蕾,王艺璇,等.二次多项式逐步回归在狭叶仙鹤藓生长研究中的应用[J].昆明学院学报,2012,34(3):37-40.

[8]孙建锋,王梅,刘芳,等.应用配方均匀设计确定烟叶烘烤生物质型煤的最佳配方[J].浙江农业科学,2012(2):202-205.

[9]LI K Q, WANG X H. Adsorptive removal of Pb(Ⅱ) by activated carbon prepared from *Spartina alterniflora*: equilibrium, kinetics and thermodynamics [J]. Bioresource Technology, 2009, 100(11): 2810-2815.

[10]杜青云,洪佳妮,李茂星,等.正交试验优选镰形棘豆总黄酮活性炭脱色工艺[J].药学实践杂志,2011,29(2):105-108.

[11]KOGELBAUER A, ALPAY E, KOLADE M. A. Adsorptive reactor technology for VOC abatement[J]. Chemical Engineering Science, 2009, 64(6): 1167-1177.

[12]CHIANG Y C, CHAING P C, HUANG C P. Effects of pore structure and temperature on VOC adsorption on activated carbon[J]. Carbon, 2001, 39(4): 523-534.

第 10 章
中国红豆杉不同组织部位紫杉醇与黄酮生物合成调控机制研究

10.1 材料与方法

10.1.1 材料

（1）实验材料

本研究选取秋季（10 月份）中国红豆杉的嫩根、老根、一年生韧皮部、一年生木质部、五年生韧皮部、五年生木质部和叶 7 个不同的发育时期及组织为实验样本，分别记为 NR、OR、OP、OX、FP、FX、L。一部分样品进行紫杉烷类化合物含量的测定；一部分样品取材后即刻放入液氮中进行速冻，随后保存在−80 ℃的超低温冰箱中，进行总 RNA 的提取，然后进行转录组测序。每个样本进行 3 次生物学重复实验。

（2）实验仪器

TD-5 型台式低速离心机（湖南赫西仪器装备有限公司）、CT15RE 型台式冷冻离心机（北京五洲东方科技发展有限公司）、DTC-15J 型超声波清洗机（湖北鼎泰高科有限公司）、精密电子天平 ME2024E/02［梅特勒-托利多仪器（上海）有限公司］、Agilent 1260 Infinity Ⅱ 型高效液相色谱仪（美国安捷伦科技有限公司）、GZX-9246MBE 型电热鼓风干燥箱（上海博迅实业有限公司医疗和设备厂）、FW-100 型高速万能粉碎机（北京中兴伟业仪器有限公司）。

（3）实验试剂

紫杉醇购自河北百灵威超精细材料有限公司；10-去乙酰基紫杉醇（10-DAT）、10-去乙酰基巴卡亭Ⅲ（10-DAB）、巴卡亭Ⅲ、三尖杉宁碱均购自成都瑞芬思生物科技有限公司；乙腈购自郑州派尼化学试剂厂；甲醇购自国药集团化学试剂有限公司；蒸馏水由实验室自制。

10.1.2　方法

（1）中国红豆杉不同组织部位紫杉烷类化合物含量测定方法

将中国红豆杉不同组织自然烘燥，粉碎机磨碎，制得的粉末过 60 目筛，避光干燥保存，用于测定紫杉醇、巴卡亭Ⅲ、10-DAB、10-DAT 和三尖杉宁碱 5 种重要紫杉烷类化合物的含量。

准确称取样品粉末 1.00 g，加入甲醇 10 mL，50 ℃下超声波提取 2 h，离心后取上清液，用提取溶液补足至超声前体积，即得供试品溶液。HPLC 色谱条件：色谱柱为 GL Sciences（250 mm×4.6 mm，5 μm），流动相为乙腈（B）和水（A），洗脱梯度为 0~75 min、30%~63% 乙腈；流速为 1.0 mL/min，检测波长为 227 nm；柱温为 30 ℃；进样量体积为 50 μL，记录峰面积。取对照品溶液适量，用流动相乙腈稀释成质量浓度依次为 5 μg/mL、10 μg/mL、20 μg/mL、50 μg/mL、100 μg/mL、200 μg/mL 的标准溶液，涡旋振荡 1 min 混合均匀。吸取混合均匀的溶液 500 μL 注入进样瓶，依次进样，记录每个样品的色谱图，对数据进行回归分析后绘制标准曲线。

本实验将对照品溶液稀释至 50 μg/mL，重复进样 5 次进行精密度实验。用有机相乙腈将供试品溶液稀释 10 倍，取稀释后的溶液 1 mL 置于进样瓶中，每隔 1 h 进样分析 1 次，共进样 12 次为稳定性实验，记录色谱图求平均值并计算 RSD 值。

分别取 500 μL 供试品溶液，并分别精密加入 500 μL 含有对照品 20 μg/mL、50 μg/mL、100 μg/mL 的标准溶液，每个样本的浓度重复 2 次测定加样回收率，取供试品溶液 6 组进行重复性实验。并根据各标准曲线计算样品中各成分的含量，进行精密度、稳定性和加样回收率实验。

(2) 中国红豆杉 RNA 的提取、文库的构建及 Unigenes 的获取和功能注释方法

选取中国红豆杉的不同组织部位,每个样本进行 3 次生物学重复,共得到 21 组样本。提取各样品 RNA,对 RNA 进行质量检验后,制备 cDNA 文库,使用 Illumina Hiseq 2500 高通量测序平台对这些文库进行测序,得到高质量测序片段 (Clean Reads)。通过 BLAST 程序,选择 BLAST 参数 E 值 $\leq 1 \times 10^{-5}$,对转录组序列与公共数据库比对,最终获得带有注释信息的 Unigenes。

(3) 差异表达基因的筛选方法

首先利用 RSEM 软件对转录本表达水平进行分析,计算转录本的表达量 (FPKM 值),采用 FPKM 值作为衡量转录本或基因表达水平的指标;然后利用 STAR 软件将 Clean Reads 与转录本进行序列比对,将来自同一红豆杉发育时期或同一部位的 3 个不同生物样本的数据集作为一个组,使用 DESeq R 软件分析每两组之间的差异表达。将 $P < 0.05$、差异倍数(FC)≥ 2 且错误发现率(FDR)< 0.05 作为筛选标准,对测序数据进行差异表达基因(DEGs)筛选分析。以不同样本中 DEGs 的 FPKM 值为表达水平,做层次聚类分析,将 DEGs 注释到基因本体论 (GO)、蛋白质原核同源(COG)、蛋白质真核同源(KOG)、直系同源蛋白分组对比 (eggNOG)、蛋白家族(Pfam)、京都基因与基金组百科全书(KEGG)、非冗余(Nr) 数据库,筛选出与紫杉烷类化合物生物合成有关的基因。

(4) 中国红豆杉不同发育时期及组织的差异基因富集分析方法

通过对比中国红豆杉不同发育时期和组织样本的转录组数据的 DEGs,根据表达量进行聚类,相关度较高的 DEGs 被分配到同一个类型中,得到其在不同组织中的表达趋势。筛选相关的表达趋势类型并通过 GO 分析,得到中国红豆杉 DEGs 在生物学过程、细胞组分和分子功能中的富集情况。对中国红豆杉 DEGs 进行 KEGG 通路注释和富集分析,以确定与紫杉烷类化合物生物合成有关的差异基因。

（5）中国红豆杉紫杉醇和黄酮生物合成相关基因、转录因子的鉴定方法

根据已报道的红豆杉属植物中紫杉醇生物合成基因和黄酮生物合成基因,从 NCBI 公共数据库下载其核苷酸序列,构建 query. fasta 格式的查询文件,进一步在本地中国红豆杉转录组数据库中查询,得到其对应的紫杉烷类化合物合成酶基因序列,并对其在中国红豆杉不同组织部位的表达水平进行分析。通过 RSEM（v1.1.12）软件对查询得到的中国红豆杉紫杉醇和黄酮生物合成途径相关基因在不同组织部位中进行表达分析,然后使用 pheatmap version 1.1.8 来绘制热图。中国红豆杉紫杉醇生物合成途径相关转录因子是根据 iTAK online program（version 1.7.b）软件预测得到。

（6）共表达网络的构建、核心基因的挖掘及互作网络的构建方法

使用 R 程序中的 WGCNA 软件,根据鉴定的 DEGs 数据构建基因共表达网络,从不同时期的 FPKM 值（FPKM≥1）推断出高度共表达的基因模块,采用动态树切割算法进行模块切割,绘制模块与性状热图,选择相关系数大于 0.8 的模块进行后续分析。然后分别计算模块的特征基因与模块的相关性（MM）、基因与性状的相关性（GS）,利用 MM 与 GS 之间的相关性,构建模块与基因的显著性图。根据模块特征基因与模块的相关性,利用 Cytoscape 软件对模块相关性最强的基因进行互作网络构建,选取网络中连接度较大的基因作为核心基因,进行功能注释,查询与核心基因编码相关的酶。

（7）数据处理

应用 Excel 电子表格软件进行数据整理和绘图,实验至少进行 3 次平行测定,用 SPSS 22.0 软件进行相关性分析、多元回归统计和聚类分析。

10.2　结果分析

10.2.1　中国红豆杉不同组织部位紫杉烷类化合物的含量测定结果

中国红豆杉中 5 种紫杉烷类化合物在不同组织部位分布不均匀。巴卡亭 Ⅲ

在 L 和 OR 中的含量比较高,在 FP 中含量最少;10-DAB 在 L 中的含量远远高于其他组织部位,为0.526 7%,其次是 OP,为0.184 0%;三尖杉宁碱在根中含量最高,而韧皮部中含量几乎为 0;10-DAT 与紫杉醇在 OR 中含量都最高,分别为0.692 9%、0.601 7%。5 种紫杉烷类化合物在 OP 中的含量均高于在 FP 中的含量(图10-1)。5 种紫杉烷类化合物在不同组织部位分布不均匀,提示紫杉醇及其前体物质在中国红豆杉中存在代谢区域化现象,代谢产物的合成部位和积累部位可能存在差异。

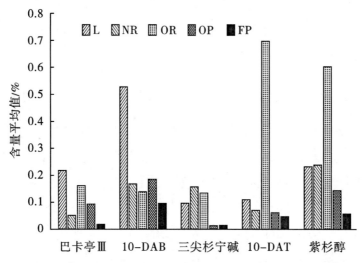

图 10-1 中国红豆杉不同紫杉烷类化合物在不同组织部位的含量测定

10.2.2 中国红豆杉 RNA 提取、文库构建、Unigenes 的获取和功能注释结果

将中国红豆杉21 个样品进行转录组测序,共获得136. 10 Gb Clean Data,每个样品均达到6.06 Gb,Q30 碱基占比均≥92. 22%。进行组装后获得 117 956 条 Transcript 和 57 204 个 Unigenes,Transcript 与 Unigenes 的 N50 的长度分别为 2 339和2 057,说明组装完整性比较高。

将转录组序列与公共数据库比对,最终获得 36 910 条带有注释信息的 Unigenes,由表 10-1 可知,在 Nr 数据库中注释 Unigenes 的数量最多,数量为 35 230 条,注释到 COG 数据库中的 Unigenes 数量最少,仅有 13 372 条。

表 10-1　Unigenes 注释

注释数据库	注释基因数	300 bp≤长度<1 000 bp	长度≥1 000 bp
COG_Annotation	13 372	6 086	7 286
GO_Annotation	19 889	10 604	9 285
KEGG_Annotation	13 465	6 641	6 824
KOG_Annotation	20 110	9 920	10 190
Pfam_Annotation	26 598	12 317	14 281
Swissprot_Annotation	21 052	8 986	12 066
eggNOG_Annotation	33 628	16 934	16 694
Nr_Annotation	35 230	17 879	17 351
All_Annotated	36 910	19 279	17 631

10.2.3　差异表达基因的筛选结果

本研究共获得 18 255 条差异基因,其中 FX 与 L 两组获得的差异表达基因最多,共有 10 260 个。在 L 中,上调表达基因(5 250 个)多于下调表达基因(5 010 个);NR 与 OR 中获得的差异表达基因最少(3 377 个),有 1 695 个基因上调表达,1682 个基因下调表达;OP 与 FP 中,有 1 923 个基因上调表达,2 724 个基因下调表达。说明随时间增加,韧皮部上调表达基因减少,一年生韧皮部的转录调控比五年生韧皮部更活跃,而根部随着时间增加差异基因变化不大。OP、FP、NR、OR 与 OX 相比,获得上调基因数量分别为 2 485、2 585、3 435、3 515,下调基因数量分别为 1 727、2 640、2 613、2351;OP、FP、NR、OR 与 FX 相比,获得上调基因数量分别为 4 817、4 730、5 113、5 095,下调基因数量分别为 4 013、4 096、3 881、3 596。总体来说各组织与木质部相比,上调表达基因数量多于下调表达基因数量。

10.2.4　中国红豆杉不同发育时期及组织的差异基因富集分析

通过 GO 注释发现有 7 496 条中国红豆杉 DEGs 被注释到 3 个大类(生物过程、细胞组分与分子功能)和 50 个二级功能组。参与生物学过程的 DEGs 分为

20 个功能小类,其中在代谢过程、细胞过程、单生物过程中分布较多。参与细胞组分的 DEGs 分为 15 个功能小类,其中催化活性、结合中所包含的 DEGs 数量最多。对中国红豆杉的差异表达基因进行 KEGG 分析,发现有 5 143 条 DEGs 被注释到 130 条通路中。这些差异基因的富集代谢通路与萜类的生物合成密切相关。

10.2.5 中国红豆杉不同组织部位紫杉醇生物合成相关基因的分析

紫杉醇生物合成相关基因在中国红豆杉不同组织部位中的表达趋势见表 10-2。参与 MEP 途径的基因多在 L 和 NR 中有较高的表达量,在 OP 中的表达量高于在 FP 中的表达量。参与 MVA 途径的基因在不同组织部位中的表达量不定,无明显规律可循,证明紫杉醇前体供应主要通过 MEP 途径。参与骨架合成的基因中,*GGPPS1*(c167989. graph _ c0)在 L 和 OR 中表达量较高,*GGPPS2*(c183124. graph_c1)的表达量在 NR 中最高,其次是在 OR 中;TS 是重要的限速酶,*TS* 在 OR 中的表达量明显高于其他组织。紫杉醇骨架合成之后需要多种酶的修饰,参与骨架修饰和侧链合成的基因多在 OR 中的表达量最高,其次是在 NR 和 L 中。紫杉烷类化合物生物合成途径所需基因多在根中的表达量较高,在韧皮部和木质部中的表达量较低,尤其是木质部;在 OX 中的表达量高于在 FX 中的表达量。

表 10-2 中国红豆杉不同组织部位中紫杉醇生物合成相关基因的表达量

项目	ID	NR	OR	OX	OP	FX	FP	L
TcDXS1	c169993. graph_c0	20.08	19.96	3.65	9.99	1.90	9.05	20.68
TcDXS2	c183210. graph_c0	27.15	26.64	67.82	78.42	12.70	43.95	72.52
TcDXS3	c187979. graph_c0	194.40	67.68	3.43	20.63	1.62	30.24	32.52
TcDXR	c186087. graph_c0	125.92	102.88	35.55	42.81	16.99	40.68	50.57
TcMCT1	c176390. graph_c0	13.83	19.40	22.34	24.60	29.28	13.04	12.14
TcMCT2	c166328. graph_c0	23.80	20.37	15.23	24.65	9.95	15.83	43.27
TcCMK	c185277. graph_c0	51.36	20.74	10.64	14.16	6.55	10.75	23.50
TcMDS1	c175082. graph_c0	206.66	100.85	41.15	60.55	43.18	53.04	78.37
TcMDS2	c178953. graph_c0	6.71	8.65	5.88	10.70	5.26	6.12	21.38
TcHDS	c181705. graph_c0	265.07	154.55	43.70	111.65	27.38	72.14	301.86

续表 10-2

项目	ID	NR	OR	OX	OP	FX	FP	L
TcHDR	c183662. graph_c0	166.81	102.41	42.86	120.95	19.08	64.67	237.42
TcIDI	c176588. graph_c0	88.67	61.39	59.29	76.52	46.49	80.27	98.26
TcHMGS	c174683. graph_c0	92.78	112.01	77.17	73.67	75.57	148.15	43.40
TcHMGR	c190293. graph_c1	90.29	134.41	109.55	115.35	430.70	183.74	31.30
TcMVK1	c190934. graph_c0	28.22	28.26	26.14	65.70	31.57	33.01	148.89
TcMVK2	c191916. graph_c0	17.27	16.25	14.60	16.37	17.75	14.38	16.90
TcMVD	c186064. graph_c0	27.20	31.64	33.76	33.63	22.71	24.87	20.28
TcGPPS	c181681. graph_c0	2.98	5.31	6.90	2.55	7.80	2.80	0.69
TcFPPS	c180754. graph_c0	16.56	16.69	19.97	18.53	23.00	14.48	15.89
TcGGPPS1	c167989. graph_c0	22.62	29.70	15.80	24.51	21.65	17.29	30.91
TcGGPPS2	c183124. graph_c1	279.09	209.28	10.74	47.58	6.04	61.07	38.33
TcTS	c176037. graph_c0	579.88	1 135.21	27.64	81.57	7.30	399.80	248.67
TcTAT1	c180864. graph_c2	230.76	420.79	29.50	55.83	8.01	101.50	139.29
TcTAT2	c180864. graph_c1	126.80	275.44	14.38	9.51	10.05	48.38	23.59
TcTAT3	c191402. graph_c1	198.37	323.05	46.70	74.12	2.40	137.35	208.56
TcTAT4	c184078. graph_c0	38.18	87.11	8.38	15.63	0.71	12.18	13.72
TcTAT5	c167164. graph_c0	2.63	0.68	1.13	0.83	13.04	2.86	0.46
TcTAT6	c148131. graph_c0	3.85	13.07	0.25	0.00	0.00	0.12	0.00
TcTBT1	c184078. graph_c2	7.74	18.57	0.00	0.85	0.15	4.96	1.80
TcTBT2	c190575. graph_c0	362.48	406.10	122.93	156.78	42.16	171.25	217.31
TcTBT3	c189362. graph_c0	70.68	180.59	25.29	30.17	0.67	59.11	100.38
TcDBAT	c184814. graph_c2	17.06	20.95	0.00	0.36	0.96	3.08	4.03
TcBAPT1	c161197. graph_c2	22.81	42.83	4.15	7.36	12.14	7.10	5.76
TcBAPT2	c189362. graph_c1	243.05	666.78	72.76	78.32	1.00	189.78	261.75
TcDBTNBT1	c184078. graph_c1	644.20	1 221.36	113.93	203.98	8.80	298.46	475.48
TcDBTNBT2	c191894. graph_c0	30.60	61.16	13.46	9.05	3.92	11.63	21.54
TcT13αOH	c173096. graph_c0	235.11	459.48	73.44	58.24	2.68	24.11	235.77
TcT2αOH	c179646. graph_c1	148.49	316.01	34.43	53.93	2.82	50.76	158.31
TcT5αOH1	c155403. graph_c0	6.24	19.21	0.13	1.37	0.66	3.67	8.94
TcT5αOH2	c184570. graph_c1	196.04	7.69	0.33	1.30	0.70	0.39	3.11
TcT5αOH3	c160983. graph_c0	17.84	33.57	16.81	10.07	0.07	2.65	34.29

续表 10-2

项目	ID	NR	OR	OX	OP	FX	FP	L
TcT5αOH4	c186833. graph_c0	173.65	335.64	24.62	33.93	4.72	74.84	89.22
TcT5αOH5	c190272. graph_c1	747.28	895.89	33.09	80.91	9.50	209.50	268.11
TcT5αOH6	c187499. graph_c2	45.11	105.73	0.89	6.52	0.70	18.37	24.85
TcT5αOH7	c182456. graph_c0	152.41	86.56	2.53	3.42	3.86	16.40	6.09
TcT5αOH8	c153817. graph_c1	4.12	11.02	5.41	2.28	0.09	0.56	9.95
TcT10βOH1	c182134. graph_c2	281.55	639.64	20.25	41.33	4.68	97.28	98.67
TcT10βOH2	c138857. graph_c0	73.36	185.36	7.65	19.38	0.68	28.20	43.35
TcT10βOH3	c179393. graph_c0	163.85	405.64	12.11	23.66	2.40	50.06	61.22
TcT10βOH4	c175661. graph_c0	294.89	3.06	0.00	0.43	2.94	0.17	2.40
TcT10βOH5	c165032. graph_c0	45.97	99.00	1.85	10.33	0.45	10.65	26.67
TcT10βOH6	c182456. graph_c1	42.55	97.45	2.62	8.02	0.40	12.26	21.13
TcT10βOH7	c182134. graph_c0	57.42	127.64	28.59	14.97	2.05	20.20	37.44
TcT10βOH8	c167775. graph_c0	115.88	231.69	49.96	29.31	1.54	42.54	89.45
TcPAM	c183075. graph_c0	112.53	182.41	11.02	20.29	2.35	30.64	60.10

10.2.6 中国红豆杉共表达网络的构建

本研究通过 WGCNA 软件获得 7 个不同的共表达模块,每个模块用不同颜色表示。其中 turquoise 模块中包含的基因数最多,有 1 194 个基因,black 模块中有 185 个基因,blue 模块中有 705 个基因,green 模块中有 237 个基因,magenta 模块中有 316 个基因,red 模块中有 227 个基因,而 greenyellow 模块基因数最少,含有 176 个基因。

将相关系数大于 0.8 的 5 个模块进行 KEGG 代谢通路富集,red 模块、turquoise 模块和 blue 模块在萜类生物合成中发挥着重要作用。分别作出 red 模块、turquoise 模块和 blue 模块 GS 与 MM 的散点图,其中横坐标为每个基因的 MM 值(即 KME 值),纵坐标为基因与表型性状的相关性(GS 值)。可得到 red 模块中 GS 与 MM 相关系数最大(cor = 0.76、$P = 2 \times 10^{-46}$),基因与其模块相关性更强,说明了 red 模块更值得挖掘。

10.2.7　核心基因的挖掘及互作网络的构建

利用 Cytoscape 软件对 red 模块进行互作网络构建,选取网络中连接度较大的基因作为核心基因。筛选得到了 4 条核心基因和 8 条转录因子(TF),并对这些基因进行功能注释。通过功能查询发现核心基因 MDS、DXS、CMK 和 GGPPS 均与萜类生物合成相关,这 4 条 Hub 基因分别编码 2-C-甲基赤藓醇-2,4-环焦磷酸合成酶(MDS)、1-脱氧-D-木酮糖-5-磷酸合成酶(DXS)、4-焦磷酸胞苷-2-C-甲基赤藓醇激酶(CMK 或 IspE)和香叶基香叶基焦磷酸合成酶(GGPPS)。

通过对这 4 条 Hub 基因和 8 条转录因子的表达量进行分析发现,这些基因在各样本中均有表达,且在 NR 中表达量最高,除 MDS、GRAS2、Tify 基因外,其他基因在 OX 的表达量均大于 FX。MDS、DXS、CMK 和 GGPPS 在韧皮部的表达量显著高于在木质部的表达量。Tify 基因与其他 7 个转录因子相比,其在各样本中的基因表达量最高。

10.2.8　中国红豆杉紫杉醇生物合成途径相关转录因子的分析

据报道,WRKY、bHLH、AP2/ERF 等多个家族的转录因子在紫杉醇生物合成中起着重要作用。本研究在中国红豆杉中鉴定得到 1 069 个 TFs,共分布于 66 个家族,包括 C2H2s、bZIPs、bHLHs、AP2/ERFs、MYBs 等。中国红豆杉中 C2H2 家族成员的数量最多,共有 113 个;bZIP 家族成员次之,共有 77 个;bHLH、AP2/ERF-ERF 家族成员的数量分别为 76 个和 75 个;MYB-related、MYB、WRKY、NAC 家族分别有 63、58、36、33 个成员。

本研究鉴定得到 8 条与茉莉酸(JA)信号通路相关的转录因子,见表 10-3,其中有 2 条 AP2/ERF 家族 TFs、3 条 MYB 家族 TFs、1 条 Tify 家族 TF、1 条 WRKY 家族 TF 和 1 条 GRAS 家族 TF。2 条 AP2/ERF 家族 TFs 的表达量均在 FP 中最高,其次是在 NR 和 OR 中。TcMYB1 的表达量在 OX 中最高,在 L 中的表达量次之。TcMYB2 在 NR 中的表达量远高于其他组织部位,其次是在 OR 中。TcMYB3 和 TcWRKY 在 7 个组织部位中的表达量均较低。TcTify 在 OX 中的表达量最高,在 OR 中的表达量次之。TcGRAS 在 7 个组织部位中的表达量均较高,在 FX 中的表达量最高,在 NR 中的表达水平次之。在中国红豆杉 7 个不同组织部位中,与 JA 信号通路相关的转录因子的差异表达表明其对外源茉莉酸甲酯(MJ)的响应不同。

表 10-3　中国红豆杉中与 JA 信号通路相关转录因子基因的表达量

项目	ID	NR	OR	OP	OX	FP	FX	L
TcAP2/ERF1	c168490. graph_c0	0.43	0.00	0.00	0.18	5.47	0.02	0.00
TcAP2/ERF2	c186668. graph_c0	6.20	11.60	0.29	0.31	28.00	2.54	0.00
TcMYB1	c182161. graph_c0	1.23	1.75	0.94	13.90	0.01	1.27	7.54
TcMYB2	c136451. graph_c0	12.00	4.79	1.39	2.60	0.25	3.86	1.11
TcMYB3	c111103. graph_c0	0.02	0.00	0.66	0.65	0.00	0.02	0.00
TcTify	c190881. graph_c0	9.74	17.90	13.20	31.10	3.83	8.73	2.40
TcWRKY	c138121. graph_c0	0.00	0.00	0.15	1.72	0.00	0.10	0.76
TcGRAS	c189362. graph_c2	44.30	35.10	44.10	29.70	35.70	54.00	22.40

10.2.9　中国红豆杉不同组织部位黄酮生物合成相关基因的分析

黄酮生物合成相关基因在中国红豆杉不同组织部位中的表达趋势见表 10-4。研究发现,*TcPAL5* 在 OX 中的表达量远高于在 FX 的表达量;*Tc4CL6* 在 FX 和 OX 中高表达;*TcCHS1* 与 *TcF3′H2* 在根与韧皮部中的表达量高于其他组织。*TcCHI1*、*TcCHI2* 随着根部的发育,其表达量逐渐上调。*TcDFR1* 在 OR、FP、FX 中的表达量高于 *TcFLS* 在 OR、FP、FX 中的表达量;*TcLAR2*、*TcANR1* 在根部中的表达量较其他组织部位高。

表 10-4　中国红豆杉不同组织部位中黄酮生物合成相关基因的表达量

项目	NR	OR	OP	OX	FP	FX
TcPAL1	10.31	10.21	27.04	11.36	14.36	3.85
TcPAL2	58.89	108.95	48.26	917.37	37.13	1,164.78
TcPAL3	45.81	32.48	9.41	24.90	0.55	20.77
TcPAL4	29.29	18.54	6.16	15.54	0.31	4.66

续表 10-4

项目	NR	OR	OP	OX	FP	FX
TcPAL5	229.73	277.54	285.75	828.29	376.06	219.85
TcPAL6	112.53	182.41	20.29	11.02	32.64	2.35
Tc4CL1	31.43	31.52	18.86	16.85	43.40	30.41
Tc4CL2	29.60	21.07	12.91	11.67	17.69	4.42
Tc4CL3	11.90	6.09	21.11	9.68	7.56	7.42
Tc4CL4	93.45	70.30	39.00	38.27	50.44	30.46
Tc4CL5	20.13	18.09	29.05	20.82	23.64	12.07
Tc4CL6	234.00	303.08	94.56	671.51	90.41	789.07
TcCHS1	852.24	1,317.83	720.26	190.70	792.65	138.38
TcCHI1	59.28	67.21	44.64	36.05	47.54	23.39
TcCHI2	170.04	313.23	112.17	50.15	96.66	12.78
TcF3'H1	50.10	18.98	19.66	21.18	8.20	14.67
TcF3'H2	126.49	238.17	75.02	46.51	110.96	77.46
TcF3'H3	62.49	38.01	20.48	11.17	29.30	3.94
TcFLS1	15.91	8.75	7.45	1.79	0.38	2.88
TcFLS2	0.67	1.42	25.16	3.45	1.94	0.00
TcFLS3	5.89	17.68	16.77	30.22	7.57	58.09
TcFLS4	328.44	507.17	31.18	4.01	197.60	11.00
TcF3'5'H1	222.11	375.72	0.84	0.00	155.77	0.01
TcF3'5'H2	143.44	224.04	92.91	17.49	68.09	11.48
TcDFR1	550.50	667.32	240.07	130.39	476.46	109.83
TcLAR1	68.72	96.19	6.74	0.28	41.78	0.11
TcLAR2	179.79	311.66	59.41	18.24	102.26	6.21
TcANR1	218.06	352.83	123.94	91.85	170.11	46.05
TcANR2	7.87	13.37	22.56	15.42	20.35	19.23

10.3 讨论与结论

10.3.1 讨论

紫杉烷类化合物生物合成是一种复杂的代谢途径,涉及一系列中间代谢物和酶。本研究发现5种紫杉烷类化合物在中国红豆杉不同组织中的含量存在差异(图 10-1C),可能是因为不同部位合成紫杉烷类化合物的能力不一样,也有可能是合成的代谢产物倾向于在不同部位积累。紫杉醇及其前体在中国红豆杉中的分布情况与南方红豆杉中的结果类似,提示紫杉醇及其前体可能在植株的特定器官和组织中合成,且已有报道表明萜类代谢在植物中存在区域化现象。研究发现,参与前体供应 MEP 途径的基因 $TcDXS1$ (c169993. graph _ c0)、$TcMDS2$ (c178953. graph_c0)、$TcHDS$、$TcHDR$、$TcIDI$ 在 L 中表达量最高,与前体巴卡亭 Ⅲ 和 10-DAB 在 L 中的高含量一致,提示前体主要在叶中合成。参与骨架合成的基因 $TcTS$、侧链合成的 $TcPAM$ 和除 $TcTAT5$ (c167164. graph _ c0)、$TcT5\alpha OH$ (c184570. graph _ c1 、c160983. graph _ c0 和 c182456. graph _ c0)、$TcT10\beta OH4$ (c175661. graph_c0)外的酰基转移酶和 CYP450 酶的基因,在 OR 中的表达量均为最高,其次是在 NR 和 L 中;$TcT5\alpha OH$(c184570. graph_c1 和 c182456. graph_ c0)、$TcT10\beta OH4$(c175661. graph_c0)在 NR 中的表达量最高,其次是在 OR 和 L 中;$TcT5\alpha OH3$(c160983. graph_c0)在 L 和 OR 中的表达量相近,在 L 中略高,与 10-DAT 和紫杉醇的含量分布情况一致,提示根是合成及积累紫杉烷类化合物的主要组织。有文献报道,红豆杉根中含有大量的紫杉醇以及紫杉醇合成相关的酶,说明通过根培养合成紫杉醇是一个很有前景的研究。大部分紫杉烷类化合物生物合成途径所需的基因在木质部和韧皮部中的表达量较低,在韧皮部中的表达量高于在木质部中的表达量,Yu 等通过组学研究发现,曼地亚红豆杉中代谢物在不同的茎部结构中的积累量不同,并检测到紫杉醇在韧皮部大量积累。$TcDXS$ (c169993. graph_c0 、c183210. graph_c0)、$TcDXR$、$TcMCT$、$TcCMK$、$TcMDS$、$TcHDS$、$TcHDR$ 在 OP 中的表达量高于在 FP 中的表达量,与 5 种紫杉烷类化合物在 OP 中的含量都高于在 FP 中的含量一致,且在样本间进行 DEGs 分析,得到 OP 与 FP 中有 1 923 个基因上调表达,2 724 个基因下调表达,说明随着时间增加,韧皮部上调表达基因减少,OP 的转录调控更活跃。

使用 WGCNA 软件,根据基因集与表型的内在联系,通过识别和加权基因对的连接来构建基因网络。在 DEGs 的基础上构建基因共表达网络,通过对基因共表达网络的模块划分和功能富集,共得到了 7 个不同的模块。筛选得到了 4 条核心基因和 8 条 TFs 基因。研究发现,在长春花中,MDS 基因过表达,其单萜吲哚生物碱的含量也随之增加,提高 MDS 基因的表达量,将有利于代谢向更下游流动。在拟南芥(Arabidopsis thaliana)、银杏(Ginkgo biloba)、番茄(Lycopersicon esculentum)、土豆(Solanum tuberosum)等植物中,DXS 基因的过表达可诱使各种萜类化合物的终产量显著增加。在许多实验中也已经证明,DXS 基因的过表达可以提高植物中萜类化合物的含量。在黄花蒿中,AaCMK 基因的过量表达可以提高萜类物质青蒿素的含量,促进了萜类相关物质的生物合成。Li 等发现培养的红豆杉细胞中紫杉醇含量的降低可能与 DXR、HMGR、GGPPS 和 DBAT 基因的表达量降低有关。在东北红豆杉中,DXS、DXR、GGPPS 和 TS 等大多数紫杉醇合成途径中的基因在根中均为高表达。本研究发现,MDS、DXS、CMK 和 GGPPS 在中国红豆杉根中的表达量最高,因此,推断这 4 条 Hub 基因与紫杉烷类化合物生物合成相关。

转录因子是真核生物体内调控基因表达的蛋白质分子,通过与启动子结合来调控目的基因的转录水平,进而调节次生代谢物质含量,对植物的生长发育和次生代谢等都具有重要的调控作用。通过研究发现,参与萜类合成的 TF 家族主要有 6 个,包括 AP2/ERF、bHLH、MYB、NAC、WRKY 和 bZIP。例如,bZIP 家族转录因子 TGAP1 被证实为水稻中二萜类植物抗毒素生物合成簇状基因和 MEP 途径基因协同表达的关键调节因子。WRKY 转录因子 TcWRKY1 参与了中国红豆杉中 DBAT 的转录激活。据报道,TcWRKY1 能够专门绑定到 W-box 元素[TTGAC(C/T)],在 10-去乙酰基巴卡亭 III-10-O-乙酰基转移酶(DBAT)启动子中激活 DBAT 表达。在东北红豆杉中,TcuWRKY45 在根中的表达量显著高于茎和叶,且 TcuWRKY45 也可能与 DBAT 启动子结合,调控紫杉醇的生物合成。Skirycz 等的研究发现,在拟南芥中,Dof 转录因子与苯基丙酸的次生代谢过程有关,AtDof4.2 基因可以正调控肉桂酸的合成。张苗苗等对大麻 GRAS 成员进行分析,得到 5 个可能调控大麻素这一酚萜类化合物的生物合成的 *GsGRAS* 基因。*Tify* 家族中的 JAZ 蛋白作为茉莉酸途径中的重要负调控因子,是调节茉莉酸激素应答的关键枢纽。广藿香中 *JAZ2* 是 JA 信号转导途径里响应 MJ 诱导的主要基因,其可激活倍半萜合成途径 *FPPS* 基因的协同表达,从而影响广藿香醇等倍半萜的合成。*PLATZ* 是一类新型植物特异性锌依赖的 DNA 结合蛋白家族,在植物次生代谢、应激反应及特定细胞类型的识别等特有的过程中发挥着重要作用。*OsPLATZ14* 基因参与水稻的生长发育全过程。在小麦中,*TaPLATZs* 的亚细胞定位数据表明,它们可能发挥了传统转录因子的功能,在 *TaPLATZ* 基因中,干旱诱导因子 *MBS* 占了很大一部分,可能与 *MYB* 转录因子的激素响应元件(赤霉素、水杨酸、脱落酸和茉莉酸)有关。

　　近年来,许多研究表明 TFs 能够调控红豆杉紫杉醇的生物合成。在红豆杉细胞培养初期,将 JA 和 MJ 应用于培养基,可通过增加萜类生物合成途径中基因的表达来增加紫杉烷的产量。通过比较分析三种红豆杉的转录组数据,发现了多个与 JA 相关的差异表达基因(DEGs),提示红豆杉物种之间的 JA 代谢和信号通路存在差异,利用关键的 JA 和 MJ 信号响应元件为诱饵,筛选与其相互作用的转录因子,从而阐明其信号通路调控紫杉醇合成的下游模式。*TcMYC1*、*TcMYC2* 和 *TcMYC4* 参与 JA 信号的转导和紫杉醇生物合成的调控。有研究发现,通过 JA 处理可以提高东北红豆杉悬浮细胞中紫杉醇的含量,并从中分离得到可能调控紫杉醇的生物合成的 2 条 *AP2/ERF* 家族 TFs。中国红豆杉中 *TcWRKY26* 基因对 *DBAT* 基因有明显的上调作用。本研究鉴定得到 1 069 个 TFs,分布于 66 个家族,其中 *C2H2* 家族成员的数量最多,共有 113 个。可能是因为 *C2H2* 家族成员在中国红豆杉基因组进化过程中出现的复制事件更多,导致其基因家族快速扩张。本研究鉴定得到 8 条与 JA 信号通路相关的转录因子,大多数 TFs 的表达量在木质部和韧皮部中较高。*TcMYB2* 的表达量在根中最高,其次是在 FP 中,与限速酶 TS 的表达量基本一致,推测这些转录因子可能在紫杉烷类化合物的合成中起着重要作用,为紫杉烷类化合物合成提供了一些候选调控因子,也为紫杉烷类化合物生物合成的进一步研究奠定了理论基础。

　　PAL 是黄酮生物合成途径中较关键的酶,*PAL* 的催化过程是植物初生代谢和次生代谢之间的一个重要调节点,能够催化苯丙氨酸脱掉氨生成反式桂皮酸,其后分别进入各种黄酮类化合物的合成阶段,是植物体黄酮类化合物积累的关键性

限速酶。*PAL* 在同一株植物中不同组织部位活性也不同,一般来说越嫩的部位活性越高,研究发现,*TcPAL5* 在 OX 中的表达量远高于在 FX 中的表达量,说明 *TcPAL5* 在木质部中的表达量随着红豆杉的生长发育逐渐下调。有研究发现,*4CL1* 在美洲山杨木质化的组织中特异性表达,*Tc4CL6* 在 FX 和 OX 中高表达,且表达量随着木质部的发育而上调,推测 *Tc4CL6* 在中国红豆杉的木质部中特异性调控黄酮类化合物的合成积累。*CHS* 是合成黄酮类化合物的关键酶,它指导着香豆酰基部分和三乙酸酯生成聚酮化合物,从而缩合生成黄酮类化合物的骨架柚皮素查尔酮和异甘草素查尔酮。*CHS* 是黄酮生物合成途径中的第一步关键限速酶,*TcCHS1* 与 *TcF3′H2* 在根与韧皮部中的表达量高于其他组织,推测 *TcCHS1* 参与根与韧皮部中黄酮生物合成,推测其可能调控根部和韧皮部在生长发育过程中的颜色变化。综上可知,提高或者降低 *CHI* 基因的表达量,可以促进或者抑制植物中的黄酮类化合物生成量。随着根部的发育,*TcCHI1*、*TcCHI2* 表达量逐渐上调,推测 *TcCHI2* 在老根中促进了黄酮类化合物的生成。*FLS* 属于 2-酮戊二酸依赖性双加氧酶,是黄酮醇合成的直接调控酶,决定着黄酮醇的合成。有研究发现,*FLS* 与 *DFR* 竞争底物二氢黄酮醇,*DFR* 基因的表达量上升,*FLS* 基因表达量减少,使黄酮类化合物代谢途径流向合成花青素的方向。本研究中,*TcDFR* 在 OR、FP、FX 中的表达量高于 *TcFLS* 在 OR、FP、FX 中的表达量,呈现上调趋势,表明 *TcDFR* 与 *TcFLS* 竞争底物二氢黄酮醇,生成无色花青素黄酮醇。F3′H 是黄酮类化合物生物合成途径的关键调控点,在不同植物组织中均有表达,可改变植物花或种皮的颜色。类黄酮合成机制研究已久,有学者认为原花青素的生物合成途径是其合成机制的最后一步,*LAR* 和 *ANR* 是原花青素的特异生成途径的关键酶,研究发现,*TcLAR2*、*TcANR1* 在根部中的表达量较其他组织部位高,推测在根部有大量原花青素生成。

10.3.2 结论

在中国红豆杉的不同组织部位中发现,紫杉醇及其重要前体化合物的分布呈现出明显的差异。在叶中,巴卡亭Ⅲ和 10-DAB 的含量呈现出最高水平;而在老根中,10-DAT 和紫杉醇的含量则达到了最高水平,紫杉醇生物合成所需基因的表达趋势与紫杉烷类化合物分布基本一致,提示叶和根是合成及积累紫杉烷类化合物的主要组织器官。本研究在中国红豆杉中鉴定得到 1 069 个转录因子，共分布于 66 个家族，与 JA 信号通路相关的转录因子共 8 条，其中有 2 条 *AP2/ERF* 家族 TFs、3 条 *MYB* 家族 TFs、1 条 *Tify* 家族 TF、1 条 *WRKY* 家族 TF 和 1 条 *GRAS* 家族 TF。研究发现，*TcPAL5* 在 OX 中的表达量远高于在 FX 中，*Tc4CL6* 在 FX 和 OX 中高表达，*TcCHS1* 与 *TcF3'H2* 在根与韧皮部中的表达量高于其他组织，*TcCHI1*、*TcCHI2* 随着根部的发育其表达量逐渐上调，*TcDFR* 在 OR、FP、FX 中的表达量高于 *TcFLS* 在 OR、FP、FX 中的表达量，*TcLAR2*、*TcANR1* 在根部中的表达量较其他组织部位高。

参考文献

[1] KUANG X J, SUN S J, WEI J H, et al. Iso-Seq analysis of the *Taxus cuspidata* transcriptome reveals the complexity of Taxol biosynthesis[J]. BMC plant biology, 2019, 19(1):210.

[2] 王硕. 中国红豆杉中 *TcWRKY47* 转录因子调控紫杉烷类化合物合成机理探究[D]. 武汉:华中科技大学, 2017.

[3] LI T T, LI B B, LIAO C L, et al. Transcriptome analysis provides insights into light condition effect on paclitaxel biosynthesis in yew saplings[J]. BMC plant biology, 2022, 22(1):577.

[4] YU C N, LUO X J, ZHANG C C, et al. Tissue-specific study across the stem of *Taxus media* identifies a phloem-specific *TmMYB3* involved in the transcriptional regulation of paclitaxel biosynthesis[J]. Plant J, 2020, 103(1):95-110.

[5] 叶冰, 华成坤, 梁淑妍, 等. 南方红豆杉不同部位紫杉烷类含量累积规律分析[J]. 陕西中医, 2020, 41(8):1162-1164.

[6] LUO Y W, SHEN D X, CHEN L, et al. Identification of 9 key genes and small molecule drugs in clear cell renal cell carcinoma[J]. Aginr, 2019, 11(16):6029-6052.

[7] 范雨芳, 张曼, 向礼恩, 等. 黄花蒿 CMK 基因的克隆与功能分析[J]. 中国中药杂志, 2018, 43(11):2254-2260.

[8] LI L Q, FU C H, ZHAO C F, et al. Efficient extraction of RNA and analysis of gene

expression in a lonr-term Taxus cell culture usinr real-time RT-PCR[J]. Z Naturforsch C J Biosci,2009,64(1):125-130.

[9]孙璐.白桦 *BpMYB21* 和 *BpMYB61* 基因的克隆、表达特性及功能研究[D].哈尔滨:东北林业大学,2018.

[10]董燕梅,张文颖,凌正一,等.转录因子调控植物萜类化合物生物合成研究进展[J].植物学报,2020,55(3):340-350.

[11]YAMANE H. Biosynthesis of phytoalexins and regulatory mechanisms of it in rice[J]. Biosci Biotech Bioch,2013,77(6):1141-1148.

[12]LI S,ZHANG P,ZHANG M,et al. Functional analysis of a WRKY transcription factor involved intranscriptional activation of the DBAT gene in Taxus chinensis[J]. Plant Biol,2013,15(1):19-26.

[13]张苗苗,于江珊,施江,等.大麻 *GRAS* 转录因子全基因组研究[J].中草药,2021,52(5):1423-1433.

[14]杨锐佳,张中保,吴忠义.植物转录因子 *TIFY* 家族蛋白结构和功能的研究进展[J].生物技术通报,2020,36(12):121-128.

[15]邓文静,张宏意,欧晓华,等.茉莉酸甲酯对广藿香JA信号转导途径及倍半萜合成途径关键基因表达的影响[J].广西植物,2021,41(4):559-566.

[16]陈睿,陈建民,吴明基,等.水稻 *OsPLATZ* 14 基因启动子的克隆及表达分析[J].福建农业学报,2019,34(10):1137-1143.

[17]FU Y X,CHENG M P,LI M L,et al. Identification and Characterization of *PLATZ* Transcription Factors in Wheat[J]. Int J Mol Sci,2020,21(23):8934.

[18]ZHANG M,JIN X F,CHEN Y,et al. *TcMYC2a*, a basic helix-loop-helix transcription factor, transduces JA-signals and regulates taxol biosynthesis in *taxus chinensis*[J]. Front Plant Sci,2018,9:863.

[19]ZHOU T,LUO X J,YU C N,et al. Transcriptome analyses provide insights into the expression pattern and sequence similarity of several taxol biosynthesisrelated genes in three Taxus species[J]. BMC Plant Biol,2019,19(1):33.

[20]LENKA S K, NIMS N. E, VONGPASEUTH K, et al. Jasmonate-responsive expression of paclitaxel biosynthesis genes in *Taxus cuspidata* cultured cells is negatively regulated by the bHLH transcription factors *TcJAMYC1*, *TcJAMYC2*,

and TcJAMYC4[J]. Front Plant Sci,2015,6(2):115.

[21]DAI Y L,QIN Q L,DAI D L,et al. Isolation and characterization of a novel cDNA encoding methyl jasmonate – responsive transcription factor *TcAP2* from Taxus cuspidate[J]. Biotechnol Lett,2009,31(11):1801–1809.

[22]肖江蓉,刘建强,黄顺,等.中国红豆杉中 *WRKY* 转录因子基因克隆及其对紫杉烷合成的调控[J].分子植物育种,2020,18(13):4324–4330.

[23]OLSEN K M,LEA U S,SLIMESTAD R,et al. Differential expression of four *Arabidopsis* PAL genes;*PAL1* and *PAL2* have functional specialization in abiotic environmental – triggered flavonoid synthesis [J]. Biosci Biotech Bioch,2008, 165(14):1491–1499.

[24]许明,林世强,倪冬昕,等.藤茶查尔酮合成酶基因 *AgCHS1* 的克隆及功能鉴定[J].中国农业科学,2020,53(24):5091–5103.

[25]FUJITA A,GOTO – YAMAMOTO N,ARAMAKI I,et al. Organ – specific transcription of putative flavonol synthase genes of grapevine and effects of plant hormones and shading on flavonol biosynthesis in grape berry skins[J]. J Agricul Chem Soc Japan,2006,70(3):632–638.

[26]李海鸿,刘雅莉,刘红利,等.葡萄风信子黄酮醇合酶基因克隆和表达分析[J].西北林学院学报,2019,34(2):116–121,221.

[27]CASTELLARIN S D,GASPERO G D,MARCONI R,et al. Colour variation in red grapevines(*Vitis vinifera* L.):genomic organisation,expression of flavonoid 3′– hydroxylase,flavonoid 3′,5′–hydroxylase genes and related metabolite profiling of red cyanidin –/blue delphinidin – based anthocyanins in berry skin [J]. BMC Genomics,2006,7(1):12.

[28]孟帅.川桑原花青素合成关键酶基因 *LAR* 和 *ANR* 的鉴定与功能研究[D].重庆:西南大学,2019.

[29]蒋晓岚.茶树原花青素的积累形态及缩合反应的研究[D].合肥:安徽农业大学,2015.

第 11 章
中国红豆杉剥皮再生过程中紫杉醇与黄酮生物合成调控机制研究

11.1 材料与方法

11.1.1 材料

(1)实验材料

实验所用中国红豆杉是由湖北省襄阳市林业科学研究所提供的十年生实生苗(32°10′N,112°10′E)。本研究选择来自湖北省襄阳市林业科学研究所的十年生中国红豆杉作为供试材料,由中国林业科学研究院的邱德有研究员鉴定为中国红豆杉。采集三年生中国红豆杉的根、茎、叶、包含形成层的韧皮部和包含形成层的木质部的组织用于组织表达分析。

(2)实验仪器

AE323J型电子天平(上海舜宇恒平科学仪器有限公司)、FW-100型高速万能粉碎机(北京中兴伟业仪器有限公司)、DZKW-4型电子恒温水浴锅(北京中兴伟业仪器有限公司)、TD-5型高速离心机(湖南赫西仪器装备有限公司)、蔡司数码相机(卡尔蔡司集团)。

(3)实验试剂

EASY spin Plus 植物 RNA 快速提取试剂盒(艾德莱生物科技有限公司),

cDNA 合成试剂 PrimeScript^{TM} II 1st Strand cDNA Synthesis Kit(TaKaRa 公司),无水乙醇、氯仿、异戊醇、苯酚、丙酮、冰醋酸、甲醛等均为分析纯。

11.1.2　方法

(1)中国红豆杉剥皮再生材料与其不同组织材料的采集

6 月初,在湖北襄阳中国红豆杉形成层活动的活跃期,选取生长健壮、茎干均匀的红豆杉树木,对其进行剥皮实验。按照李正理等的方法进行剥皮实验,稍作改动。对选取的红豆杉从其基部距地面约 40 cm 处开始一直向上环剥约 25 cm,分别用无菌处理的刀片轻轻刮取暴露在外树干的材料,做好标记,迅速投入液氮中,作为对照,记作 0 天。用 70% 乙醇溶液对用塑料薄膜环裹的剥皮后的红豆杉树干进行消毒。剥皮处理后第 6 天,选择未取材的树干,用已消毒的小刀刮取树干上的再生组织,做标记后迅速投入液氮中,再重新环裹取材的树干。剥皮后第 12、18、24、30 和 36 天参照第 6 天的方法分别取材,取材做标注后立即放入液氮中进行速冻,保存在 -80 ℃ 的超低温冰箱中。

(2)中国红豆杉总 RNA 的提取

将采集的不同时期剥皮再生的红豆杉组织用液氮研磨之后,采用 EASY spin Plus 植物 RNA 快速提取试剂盒提取其总 RNA,用 30 μL 无 RNA 酶的处理水溶解 RNA。RNA 样品的纯度、浓度和完整性由分子生物学先进设备进行检测,确保使用合格的样品进行转录组测序,样品保存于 -80 ℃。

(3)转录组测序

中国红豆杉剥皮再生不同组织材料转录组测序使用 Illumina HiSeq 2000 进行测序。文库构建的主要过程:①真核 mRNA 富含寡聚(dT)磁珠。②mRNA 被片段缓冲液随机打断。③将 mRNA 用作模板,在基础引物(随机六聚体)下以 6 种随机合成方式制备合成第一条 cDNA 链。④第二条 cDNA 链在缓冲液、dNTPs、RNase H 和 DNA 聚合酶上合成,并将 cDNA 用 AMPure XP Beads 纯化。⑤将双链 cDNA 末端修复得到纯化,添加 A-尾并连接测序接头,然后使用 AMPure XP Beads

选择片段大小。⑥通过聚合酶链反应(PCR)富集得到 cDNA 文库,检测构建的文库的质量,上机测序。

(4)文库质控和生物信息学分析

对于无参考基因组的转录组分析,可先将测序所得的序列拼接成转录本,以转录本为参考序列,进行后续分析。构建文库并确保文库合格之后,在 Illumina 平台上,根据目标下机数据量,对不同的文库进行合并和排序。有效数据(Clean data)是通过过滤脱机数据并将序列与指定的参考基因组进行比较而获得的。同时,通过插入长度测试和随机性测试,获得 Data-Mapped 文库并评估文库的质量。BLAST 的参数 E 值小于 $1×10^{-5}$,通过基因本体论(GO)数据库、蛋白质原核同源(COG)数据库、蛋白质真核同源(KOG)数据库、京都基因与基金组百科全书(KEGG)等不同数据库比对,将 Unigenes 得到的所有注释详细信息总结归纳。原始数据处理由北京诺禾致源生物信息科技有限公司完成。

(5)显微结构

半薄切片法及甲苯胺蓝染色:选取中国红豆杉 6 个剥皮再生时期的组织(0.4 cm×0.1 cm),迅速固定于 FAA 固定液(70%乙醇溶液 90 mL,冰醋酸 5 mL,甲醛 5 mL)中,组织块体积与固定液体积之比约为 1∶40,用注射器或置于真空干燥器中抽气,直至样品气泡完全抽完为止。在 4 ℃下固定 8~12 h,乙醇系列脱水(30%、50%、70%、85%、95%、100%),丙酮过渡,Spurr 环氧树脂(SPI,USA)包埋,徕卡(Leica)超薄切片机切片,切片厚 2~3 μm。用 0.05%甲苯胺蓝染色 45 s,中性树胶封片,Leica 显微镜观察,蔡司数码相机照相。

(6)植物总 RNA 的提取与检测

采用 EASY spin Plus 植物 RNA 快速提取试剂盒提取中国红豆杉总 RNA。具体操作步骤如下:①取液氮中保存的丹参组织于研钵中,加入液氮迅速研磨成细粉。转移约 100 mg 细粉到 1 mL 含有 5%3-巯基乙醇的 CLB 裂解液(已于 65 ℃进行预热处理)中,立即剧烈涡旋 60 s 来充分匀浆。②匀浆后在 65 ℃水浴中放置 10 min,中间颠倒 2 次以促进充分裂解。③离心速度13 000 r/min,离心 10 min 后移取上清液到一个新的离心管中,加入上清液体积 0.5 倍的无水乙醇,立即吹打混匀。④将该混合物分 2 次加至同一个基因组 DNA 清除柱中,离心速度 13 000 r/min,离心 2 min,弃掉废液。⑤将基因组 DNA 清除柱放入一个 2 mL 的干净离心管后,取 500 μL RLT Plus 裂解液加入基因组清除柱中,离心速度 13 000 r/min,离心 30 s,收集滤过液,再加入 0.5 倍体积的无水乙醇,立即吹打混匀。⑥将该混合物转移到吸附柱 RA 中,离心速度 13 000 r/min,离心 2 min,确保离心后液体全部滤过。⑦加入去蛋白液 RW1 700 μL 后室温静置 1 min,离心速度 13 000 r/min,离心 30 s。⑧加入漂洗液 RW 500 μL,离心速度 13 000 r/min,离心 30 s 后再次重复此步骤。⑨将吸附柱 RA 放回空收集管中,离心速度 13 000 r/min,离心 2 min,以充分除去漂洗液。⑩将吸附柱 RA 取出后放入一个干净的 RNase-free 离心管中,加入 35 μL RNase-free Water(已于 70 ℃金属浴中预热)后室温静置 1 min,离心速度 12 000 r/min,离心 1 min,收集 RNA 洗脱液。所获得的 RNA 立即使用或者保存于-20 ℃备用。

植物总 RNA 中植物基因组 DNA 的去除、纯化步骤:①在 1.5 mL 的 RNase-free 离心管中分别加入总 RNA 20~50 μg、10X DNase I Buffer 5 μL、Recombinant) Dnase I(RNase-free)2 μL、RNase Inhibitor 1 μL,加入 RNase-free Water 定容至 50 μL。②在 37℃下反应 20~30 min,然后加入 50 μL 的 RNase-free Water 定容至 100 μL,再加入 100 μL 的苯酚∶氯仿∶异戊醇混合液(比例为 25∶24∶1),充分混匀,以去除反应中的蛋白质和其他杂质。③在室温条件下,将上述混匀后的溶液以 12 000 r/min 的离心速度,离心 5 min,离心后取上清液,加入等体积的氯仿∶异戊醇混合液(比例为 24∶1),充分混匀。④继续在室温条件下,将上述混匀后的溶液以 12 000/min 的离心速度,离心 5 min,离心后取上清液,加入 10 μL 的 3 M 乙酸钠和 250 μL 的冷乙醇,混匀后于-80 ℃下放置 20 min,使 RNA 沉淀。⑤在 4℃条件下,以 12 000 r/min 的离心速度,离心 5 min 后弃掉上清液,将沉淀干燥,用 10~20 μL 的 RNase-free Water 溶解 RNA,即可提取得到 RNA。

RNA 的检测:①取 RNA 样品 1 μL,使用 1.2%琼脂糖凝胶电泳检测 RNA 的完整性以及 DNA 残留情况。如果 RNA 的 28S 与 18S 两条带亮度比接近2∶1,表明 RNA 完整性较好,可用于后续实验。②取 RNA 样品 1 μL,使用 Nanodrop 2000 测定 RNA 的浓度和纯度。通常纯度较高的 RNA,其 OD260 与 OD280 的比值在 1.8~2.0。OD260/OD230 大于 2.0 表示 RNA 样品去盐较为充分。

(7) 目标基因的 qRT-PCR 检测

提取用的研钵和小勺用锡箔纸包裹严实,在恒温干燥箱中于 200 ℃下灭菌 6 h 以上;枪头和离心管于 121 ℃下灭菌 40 min。经灭菌的实验器材在烘干后置于超净工作台上备用。在提取 RNA 的过程中要戴口罩,尽量避免说话;所戴手套要经常更换。将采集的红豆杉的不同组织材料和不同时期剥皮再生的组织用液氮研磨之后,按照 EASY spin Plus 植物 RNA 快速提取试剂盒说明书提取其总 RNA,用 30 μL 无 RNA 酶的双蒸水(RNase-free ddH$_2$O)溶解 RNA。采用微量分光光度计(Thermo)定量检测,并用 1.2% 琼脂糖凝胶电泳检测其纯度与完整性,待质量检验后,保存于 -80 ℃。

从中国红豆杉剥皮后再生组织中提取 600 ng RNA,根据 PrimeScript^{TM} II 1st Strand cDNA Synthesis Kit 说明书进行反转录合成 cDNA。利用 Primer 3 在线软件设计特异性引物,见表 11-1。筛选与韧皮部发育相关的两类转录因子,即 *APL* 和 *LBD* 的基因,进行验证表达模式,以 *Tcactin* 为内参基因。荧光定量 PCR 反应体系:稀释 4 倍的 cDNA 模板 2 μL,每对特异性引物均为 0.4 μL(10 μM),SYBR FAST qPCR Kit Master Mix(2X) 10 μL,ROX 0.4 μL,用灭菌双蒸水补足 20 μL,具体的操作步骤按 SYBR FAST qPCR Kit Master Mix(2X)Universal 说明书进行。PCR 反应条件为 95 ℃,30 s,[95 ℃,5 s;52 ℃/54 ℃/56 ℃,34 s]×40 个循环,以灭菌双蒸水为模板作为空白对照,在 ABI 7500 仪器(ABI,美国)上进行。目的基因相对表达水平采用 $2^{-\triangle\triangle Ct}$ 方法,所有反应物均为 3 次生物学重复。

表 11-1　实验所用引物列表

基因名称	引物名称	引物
RT-APL1	RT-APL1-F	GTTGCCTCTGAATGTAGCCAG
	RT-APL1-R	GCCAGGATCTTCACCACTTTC
RT-APL2	RT-APL2-F	TAGATTCAGCCGCTTCTTTGC
	RT-APL2-R	TCATGTACACTGCCTTCCTGT
RT-APL3	RT-APL3-F	CGGATGATGTAAGGTTGCGG
	RT-APL3-R	TTGTTTGAGCCATCCTTGCC
RT-LBD1	RT-LBD1-F	CCGACTGTACTGACCCACAT
	RT-LBD1-R	CCGTCTGGTGCCATAGAAGA

续表 11-1

基因名称	引物名称	引物
RT-LBD6	RT-LBD6-F	ATTCGGATAAGCGGGAGGAG
	RT-LBD6-R	ACTGCAGTCTCTCAGTGGAC
RT-LBD11	RT-LBD11-F	ATGGCGATCTTTGTGGGAAAC
	RT-LBD11-R	ACGAATTCAGCGGGCTAGTAT
RT-LBD15	RT-LBD15-F	CCTCCACTTGCAATCCCTAGA
	RT-LBD15-R	CTTGGCTTGAGACAACCAGC
Tcactin	Tcactin-F	AAGAGAAGCTTGCTTATGTAGC
	Tcactin-R	TCTGATATCCACATCACACTTC

11.2　结果与分析

11.2.1　中国红豆杉剥皮后次生维管系统再生

苏应娟、韩丽娟和胡玉熹等研究发现红豆杉科树木次生韧皮部的结构主要由两部分构成,即轴向系统(筛胞、韧皮薄壁组织细胞、蛋白细胞及韧皮纤维构成)和径向系统(韧皮射线)。在红豆杉形成层活动活跃期,根据杜仲的剥皮再生实验,对红豆杉进行剥皮处理,剥皮后用已消毒的透明塑料袋保护裸露的树干。剥皮后树皮不断恢复,直至形成新的树皮。刚剥皮的裸露的树干表面既湿润又光滑,仅留下一些未成熟的木质部细胞。从第 2 天至第 12 天,剥皮树干表面逐渐变得柔软且有凸起,横切面显示靠近树干表面的分化的木质部里的射线细胞经历了排列紊乱的分裂形式,向外生长形成形状各异的愈伤组织,其下的未成熟木质部经历垂周和平周分裂,预示木质部细胞的脱分化。此射线细胞的特点在杜仲与杨树的剥皮再生实验中也有被观察到。在第 18 天时,裸露的树干已经有点变绿,且愈伤组织几乎全部覆盖裸露树干的表面。在第 24 天时,可观察到未成熟木质部上部已经出现扁平状的、不连续的分生组织细胞,它们被少数薄壁细胞分割。在第 30 天时,分生组织细胞层数有不少增加,有的已经分化形成未成熟木质部,同时,裸露的树干表面逐渐变绿、变硬。在第 60 天时,分生组织与未剥皮树干的正常的维管形成层细胞结构已经一致,而且已经向内(近轴方向)分化形成未成熟木质部和向外(远轴方向)形成再生韧皮部。

基于 2 次红豆杉剥皮实验的形态学观察,本研究把次生维管组织再生过程分为 4 个时期:第 0 阶段,剥皮后树干表面仅留下一些未成熟的木质部细胞;第 1 阶段,从第 2 天至第 18 天,木质部细胞的脱分化;第 2 阶段,从第 18 天至第 30 天,类似再生形成层区域出现;第 3 阶段,从第 30 天至第 60 天,未成熟木质部和韧皮部的出现。因此,在这些关键的分化、发育期,与之相关的基因表达量应有相应的变化。

11.2.2 转录组测序分析

(1)RNA 的浓度及质量

对红豆杉剥皮后 0 d(Ph0)、6 d(Ph6)、12 d(Ph12)、18 d(Ph18)、24 d(Ph24)和 30 d(Ph30)6 个不同再生组织样本(需进行 2 次生物学重复)分别提取总 RNA 并纯化,RNA 浓度都大于 300 ng/μL,RNA 总量大于 5 μg。通过 Agilent 2100 Bioanalyzer 进行检测,所检测样品 28S/18S 值均在 1.6 ~ 2.2;RIN(RNA Integrity Number)完整性指标大于 7.0;取适量 RNA 经 1.0% 琼脂糖凝胶电泳进行检测,28S rRNA 和 18S rRNA 两条带清晰且条带整齐,提示 RNA 完整性好未降解。以上数据均表明提取的 RNA 质量完整性较好,可满足后续 RNA 测序要求。

(2)原始测序数据产量

数据产量是转录组测序完成的重要指标。为了保证生物信息学分析的质量和准确性,我们对红豆杉剥皮后 6 个不同再生组织转录组测序的原始测序数序(Raw Reads)进行过滤,得到 Clean Reads。后续生物信息分析都是基于 Clean Reads。测序数据产出质量分类情况见表 11 - 2,其转录组测序共得到 165 557 061 个Clean Reads,比例在 90% 以上。由 Clean Reads 得到的测序总碱基数量为 16.55 G;测序碱基平均错误率为 0.034%;且质量不低于 20(Q20)的碱基占比在 94.47% 以上;碱基 G 和 C 的数量总和占总碱基数量的平均值为 45.17%,结果说明建库质量较好,测序量充分。

表 11-2 测序数据产出质量分类情况

样品名称	Raw Reads	Clean Reads	可用碱基数量/Gb	碱基错误率/%	Q20 碱基占比/%	Q30 碱基占比/%	碱基 G、C 含量占比/%
Ph0_1	26 011 706	24 890 606	2.49	0.03	97.98	93.23	43.72
Ph0_2	26 011 706	24 890 606	2.49	0.03	96.63	90.85	43.75
Ph6_1	31 175 939	29 635 887	2.96	0.03	97.90	93.20	42.10
Ph6_2	31 175 939	29 635 887	2.96	0.03	96.49	90.72	42.14
Ph12_1	31 358 574	29 612 855	2.96	0.03	97.14	91.06	49.12
Ph12_2	31 358 574	29 612 855	2.96	0.05	94.74	87.13	49.17
Ph18_1	30 188 684	28 849 807	2.88	0.03	97.89	92.89	45.24
Ph18_2	30 188 684	28 849 807	2.88	0.04	96.22	89.96	45.27
Ph24_1	28 632 499	27 091 928	2.71	0.03	97.80	92.63	45.98
Ph24_2	28 632 499	27 091 928	2.71	0.04	96.09	89.64	46.02
Ph30_1	26 711 215	25 475 978	2.55	0.03	97.88	92.95	44.76
Ph30_2	26 711 215	25 475 978	2.55	0.04	96.35	90.25	44.80

(3) Contigs 和 Unigenes 长度分布

Contigs 和 Unigenes 长度是反映转录组组装质量的指标。

红豆杉转录组测序得到的 Reads 通过组装共得到不低于 200 nt 的 224 010 个 Contigs,见表 11-3。其长度主要以 200 ~ 400 bp 的 Contigs 为主,占 Contigs 总量的 52.12%;长度为 400 ~ 600 bp 的序列数量为 28 042,占总量的 12.52%;长度为 600 ~ 1 000 bp 的序列数量为 21 998,占总量的 9.82%;长度为 1 000 ~ 2 000 bp 的序列数量为29 987,占总量的 13.38%;长度≥2 000 bp 的序列数量为 27 223,占总量的 12.15%。

通过 Trinity 组装,我们共得到 156 713 个 Unigenes。其长度主要以 200 ~ 400 bp 的 Unigenes 为主,占 Unigenes 总量的 66.48%;长度为 400 ~ 1 000 bp 的序列数量为 33 477,占总量的 21.36%;长度为 1 000 ~ 2 000 bp 的序列数量为 10 696,占总量的 6.83%;长度≥2 000 bp 的序列数量为 8 364,占总量的 5.34%。

表 11-3　Contigs 和 Unigenes 长度分布统计结果

长度/bp	Contigs 数量	Contigs 构成比	Unigenes 数量	Unigenes 构成比
200 ~ 400	116 760	52. 12%	104 176	66. 48%
400 ~ 600	28 042	12. 52%	21 515	13. 73%
600 ~ 800	12 966	5. 79%	7 758	4. 95%
800 ~ 1 000	9 032	4. 03%	4 204	2. 68%
1 000 ~ 1 500	17 236	7. 69%	6 283	4. 01%
1 500 ~ 2 000	12 751	5. 69%	4 413	2. 82%
2 000 ~ 2 500	9 326	4. 16%	3 002	1. 92%
≥2 500	17 897	7. 99%	5 362	3. 42%
合计	224 010	100. 00%	156 713	100. 00%

(4)GO 和 COG 的功能分类

为了得到已知的 Unigenes 序列功能的初步功能注释信息的结果,本研究在 Nr(NCBI non-redundant protein sequences)的蛋白序列数据库中进行 BLASTX 检索,以 E 值小于 1×10^{-5} 作为界限,在 156 713 个 Unigenes 中检索到 30 319 个 Unigenes(占 19.35%)与其他物种的已知蛋白有明显相似性,从而预示该研究结果产生了大量红豆杉基因的片段。

GO 功能显著性富集分析能显示红豆杉转录组 73 077 个 Unigenes,共涉及 50 种生物功能分类(图 11-1),这 50 种生物功能共分为三个大类:生物过程(biological process)的分类最多(36 316 个,占 49.70%),接着是分子功能(molecular function)(21 191 个,占 29.00%)和细胞组分(cellular component)(15 570 个,占 21.30%)。在生物过程分类中发现参与单一生物过程(single-organism process)和细胞过程(cellular process)的基因分别为 11 634 个 Unigenes(32.04%)和 6 582 个 Unigenes(18.12%),它们明显占据代表地位。在分子功能分类中,10 408 个 Unigenes 参与结合作用(bingding)表达,占该分类总量的 49.12%;8 303 个 Unigenes 参与催化活性(catalytic activity)表达的基因,占该分类总量的 39.18%,此二者所占比例最大。在细胞组分分类中,12 882 个和 907 个 Unigenes 分别与细胞组成(cell part)和细胞膜(membrane)有关。另外,有一些基因还涉及应激(stimulus)、生物调控(biological regulation)和转运活性(transporter activity），以上代谢通路的基因最多。这些结果预示在中国红豆杉剥皮再生过程中，一些重要的生物学的、细胞学的细胞活性和代谢过程有所发生。

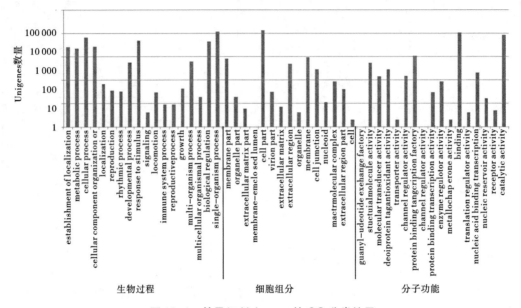

图 11-1　转录组 Unigenes 的 GO 分类结果

　　将 Nr 数据库中具有注释的 30 319 个 Unigenes 序列与 COG 数据库进行比对，预测红豆杉转录组获得的 Unigenes 的功能，并对其进行功能分类统计（图 11-2），21 397 个 Unigenes 得到 25 个功能分类。其中，R 类一般功能预测（General function prediction only）的基因数量最多，共 8 249 个 Unigenes，占总量的 38.55%；其次是 O 类翻译后修饰（Posttranslational modification，protein turnover，chaperones）为 1 747 个 Unigenes（占总量的 8.16%）；第三类为 T 类信号转导机制（Signal transduction mechanisms），为 1 104 个 Unigenes（占总量的 5.16%）。其他的有 A 类翻译、核糖体结构和生物合成（Translation，ribosomal structure and biogenesis），为 968 个，占总量的 4.52%；Q 类次生代谢产物生物合成、运输和分解代谢（secondary metabolites biosynthesis，transport and catabolism）为 882 个，占总量的 4.12%；G 类（Carbohydrate transport and metabolism）为 864 个，占总量的 4.04%。最少的为 N 类细胞运动性（Cell motility），仅有 7 个 Unigenes（占总量的 0.03%）参与。

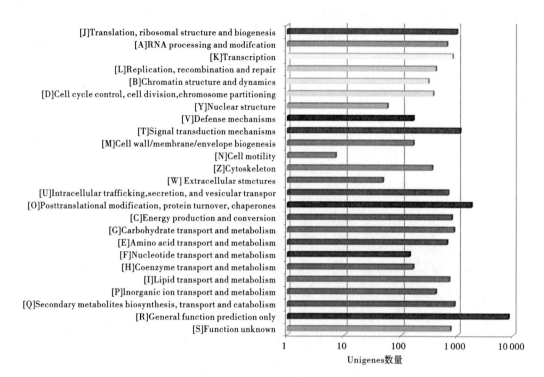

图 11-2　Unigene 的 COG 分类结果

（5）KEGG 代谢通路功能分类

KEGG 代谢通路数据功能注释能帮助人们进一步分析生物功能与基因间的相互关系。对红豆杉剥皮再生组织转录组测序获得的 Unigenes 进行代谢通路功能注释，总共有6 395 个 Unigenes 参与了 340 个代谢通路。其中，825 个 Unigenes（占总量的 12.90%）是参与基因数最多的一个代谢通路；参与次生代谢产物生物合成、复杂环境中的微生物代谢途径、核糖体、剪接体、氨基酸生物合成和 RNA 转运的 Unigenes 分别为 352 个（5.50%）、136 个（2.13%）、119 个（1.86%）、101 个（1.58%）和 99 个（1.55%）。

（6）差异表达基因分析

本研究对经 RNA-seq 分析后获取的 6 组样本的基因表达丰度（FPKM 值）进行差异基因筛选。深色和浅色的柱状图分别代表在每个文库中表达值高于对照组 2 倍的基因数量（图 11-3）。在整个剥皮再生过程中，差异基因最多的是

Ph30 与 Ph0 的比照组合,有7 243 条,这可能与剥皮 30 天后再生组织发育状态差异有关。其次是 Ph24 与 Ph0 比照组合(6 682 条),以及 Ph18 与 Ph0 比照组合(5990 条),最少的是 Ph24 与 Ph18 比照组合(889 条)。除了 Ph18 与 Ph12 比照组合、Ph30 与 Ph24 比照组合外,其他各样本间差异表达基因中上调基因的数目均多于下调基因的数目。

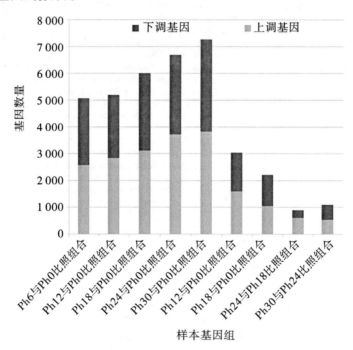

图 11-3 红豆杉剥皮再生组织间差异表达基因数量的柱状分析

注:■为下调基因,▨为上调基因

11.2.3 中国红豆杉剥皮再生时期紫杉醇生物合成相关基因分析

为了探究紫杉醇生物合成相关基因在中国红豆杉剥皮再生组织中的表达趋势,对中国红豆杉剥皮再生组织的转录组数据进行分析。结果表明,紫杉醇生物合成相关基因在剥皮再生过程中呈现上调表达的趋势,见表 11-4。参与前体供应的基因(即参与 MEP 途径的酶),如 *TcDXS*、*TcDXR*、*TcMCT*、*TcCMK*、*TcMDS*、*TcHDS*、*TcHDR*、*TcIDI*,大多在剥皮再生中后期进行高表达,*TcGGPPS2*、*TcGGPPS3* 与 *TcTS1* 等参与紫杉醇骨架合成的基因在中后期表达量上调,*TcDBAT* 的表达量后期比前期高,*TcT10βOH3* 与 *TcT10βOH17* 在 Ph6 时期表达量迅速上调。

表 11-4 中国红豆杉剥皮再生时期紫杉醇生物合成相关基因表达量

项目	ID	Ph0	Ph6	Ph12	Ph18	Ph24	Ph30
TcDXS1	comp58085_c0_seq1	1.88	2.73	2.28	8.15	6.32	7.07
TcDXR1	comp30359_c0_seq1	5.25	64.78	11.57	174.62	101.51	122.83
TcMCT1	comp65612_c0_seq1	11.50	30.82	10.52	26.17	15.95	27.64
TcCMK1	comp61138_c0_seq1	3.86	38.22	5.10	80.34	41.57	48.03
TcMDS1	comp59293_c1_seq1	7.10	6.04	5.85	12.87	7.42	14.49
TcMDS2	comp49462_c0_seq1	21.60	167.00	50.20	452.10	308.73	320.32
TcHDS1	comp54474_c0_seq1	8.82	53.39	22.36	285.25	125.68	165.58
TcHDR1	comp61541_c0_seq1	12.32	48.06	10.90	175.33	90.56	130.93
TcIDI	comp58187_c0_seq1	35.52	41.32	44.51	79.04	74.33	125.59
TcGGPPS1	comp52873_c0_seq2	13.91	24.92	12.50	25.99	22.06	29.27
TcGGPPS2	comp56474_c0_seq1	14.04	69.11	5.24	213.57	146.58	122.27
TcGGPPS3	comp57358_c0_seq1	1.78	46.72	7.87	39.66	19.79	35.88
TcGGPPS4	comp61962_c0_seq1	3.18	7.80	0.81	3.50	3.41	3.71
TcTS1	comp43119_c0_seq1	0.14	17.97	0.92	59.53	56.55	87.62
TcTS2	comp30048_c0_seq1	0.00	6.40	0.00	8.93	12.38	17.04
TcT5αOH1	comp47968_c1_seq1	0.00	48.18	1.65	71.41	60.04	83.32
TcT10βOH1	comp69264_c0_seq1	0.00	2.78	0.00	0.00	1.19	7.03
TcT10βOH2	comp45513_c0_seq1	0.00	0.00	0.00	7.04	0.73	3.36
TcT10βOH3	comp47934_c0_seq1	0.40	97.01	24.85	921.39	578.22	604.45
TcT10βOH4	comp50089_c0_seq1	0.20	12.13	1.19	3.67	5.30	4.30
TcT10βOH5	comp50237_c0_seq1	0.78	5.05	3.47	2.36	3.61	2.36
TcT10βOH6	comp52832_c0_seq1	0.00	7.89	0.00	2.79	22.32	5.99
TcT10βOH7	comp57768_c0_seq1	1.52	0.10	0.18	3.94	3.03	5.62
TcT10βOH8	comp58712_c0_seq1	0.51	14.80	5.09	15.70	9.30	25.62
TcT10βOH9	comp58712_c1_seq1	0.25	1.44	1.02	8.62	4.00	9.68
TcT10βOH10	comp58712_c3_seq1	0.00	4.98	3.42	19.62	7.23	18.47
TcT10βOH11	comp58712_c6_seq1	1.01	7.34	7.77	20.47	17.58	28.55
TcT10βOH12	comp58712_c7_seq1	1.22	3.71	6.67	14.76	12.13	14.11
TcT10βOH13	comp62924_c0_seq1	7.87	0.00	0.29	3.14	0.95	5.21
TcT10βOH14	comp62924_c2_seq14	9.86	7.73	3.90	8.92	6.99	10.12
TcT10βOH15	comp62924_c3_seq1	8.13	1.23	0.00	5.98	4.35	9.19

续表 11-4

项目	ID	Ph0	Ph6	Ph12	Ph18	Ph24	Ph30
TcT10βOH16	comp63475_c1_seq1	0.00	0.74	0.26	4.95	5.20	5.55
TcT10βOH17	comp64656_c0_seq1	0.39	77.09	18.81	1107.19	726.48	550.48
TcT10βOH18	comp65945_c0_seq1	0.00	0.00	3.19	5.97	7.39	12.00
TcT13αOH1	comp61333_c1_seq1	0.00	0.34	0.10	16.87	6.31	34.64
TcT13αOH2	comp62387_c0_seq1	0.06	9.25	95.95	8.56	11.46	32.48
TcT13αOH3	comp62924_c1_seq1	7.60	1.89	0.00	1.83	2.34	6.61
TcTAT1	comp43285_c0_seq2	2.13	5.86	0.88	12.00	7.71	8.53
TcTAT2	comp51580_c0_seq1	0.00	1.23	0.37	2.81	2.27	6.71
TcTAT3	comp53782_c0_seq1	0.00	3.57	0.75	16.34	13.57	33.11
TcTAT4	comp63195_c0_seq1	0.00	4.63	0.28	19.77	13.16	33.06
TcDBAT	comp63785_c2_seq1	0.47	19.22	2.84	28.64	17.81	85.20
TcDBTNBT1	comp38431_c0_seq1	0.00	0.00	0.36	11.06	3.93	10.42
TcDBTNBT2	comp63195_c5_seq1	0.00	3.99	0.00	12.78	22.79	8.08
TcDBTNBT3	comp63954_c1_seq1	0.00	6.91	2.80	25.53	15.69	58.49
TcPAM1	comp62765_c0_seq1	2.81	5.00	1.24	0.19	0.39	1.21
TcAACT1	comp60304_c0_seq2	87.45	51.12	54.77	93.74	67.74	108.25
TcHMGS1	comp52533_c0_seq1	80.33	31.32	33.05	57.56	52.71	69.09
TcHMGS2	comp54650_c0_seq1	14.05	2.57	1.44	4.26	0.95	3.36
TcHMGS3	comp54650_c1_seq1	9.75	0.00	2.12	4.84	0.00	3.46
TcHMGS4	comp54650_c2_seq1	10.47	1.82	0.00	6.12	0.81	0.93
TcMK1	comp57586_c0_seq1	4.77	10.28	1.81	5.63	4.95	4.02
TcMK2	comp64291_c0_seq1	16.48	32.70	9.69	24.68	21.79	26.34
TcMK3	comp64974_c1_seq29	7.11	10.48	2.31	6.77	5.38	7.19
TcMVD1	comp63337_c0_seq6	14.99	18.36	7.24	22.51	12.61	11.87

11.2.4　中国红豆杉剥皮再生时期黄酮生物合成相关基因分析

为了探究黄酮生物合成相关基因在中国红豆杉剥皮再生组织中的表达趋势，对中国红豆杉剥皮再生的转录组数据进行分析。结果表明，黄酮生物合成相关基因在中国红豆杉剥皮再生时期的表达模式呈现多样性,见表 11-5。通过对中国红豆杉不同剥皮时期黄酮生物合成相关基因的表达分析,发现 *TcPAL1*、*TcPAL6*、*TcCHS1*、*TcCHI1*、*TcF3'5'H3*、*TcDFR4*、*TcANS4*、*TcANR1* 的表达量随着中国红豆杉剥皮再生时期的延长而增加,说明这些基因的表达分别与黄酮生物合成中提供起始原料、编码催化黄酮的酶、类黄酮生成增强剂、类黄酮的积累和花青素的合成紧密相关。*TcPAL6* 在 Ph18-Ph30 时期的表达量高于 Ph0 时期;*TcCHS1* 的表达量在 Ph0-Ph18 时期处于上调表达,且在 Ph18 时期达到最大值;*TcCHI1* 的表达量随着中国红豆杉剥皮时期的延长而增加,其在 Ph30 时期的表达量急剧上调;*TcF3'H9* 在中国红豆杉剥皮再生过程中的表达量比其他 *TcF3'H* 基因高;*TcDFR4* 在 Ph18-Ph30 时期的表达量较高;*TcANS4*、*TcANR1* 在 Ph6-Ph30 时期的表达量逐渐上调。

表 11-5　中国红豆杉剥皮再生时期黄酮生物合成相关基因表达量

项目	Ph0	Ph6	Ph12	Ph18	Ph24	Ph30
TcPAL1	0.000 01	68.74	115.80	156.72	101.31	168.07
TcPAL2	0.000 01	5.73	26.77	0.56	3.76	4.83
TcPAL3	0.000 01	2.12	9.69	0.03	1.37	1.50
TcPAL4	0.000 01	10.11	22.14	0.08	2.85	4.81
TcPAL5	6.05	17.16	6.32	16.03	11.08	12.27
TcPAL6	0.98	0.47	95.01	171.83	100.25	141.58
TcC4H1	2 418.52	43.83	198.81	464.26	200.07	461.11
Tc4CL1	8.48	16.97	10.31	20.29	16.55	18.45
TcCHS1	3.12	93.35	538.01	1 809.94	678.23	1 382.62
TcCHI1	1.09	1.41	107.55	653.03	214.67	655.29
TcF3H1	65.89	3.14	0.21	13.46	3.87	9.20
TcF3H2	12.97	49.09	10.90	36.82	51.22	71.07
TcF3H3	128.55	3.31	1.83	1.05	1.44	0.55
TcF3'H1	0.000 01	0.000 01	0.000 01	0.85	5.51	0.91
TcF3'H2	0.98	5.84	1.1	10.47	5.27	7.09
TcF3'H3	6.42	0.41	1.44	0.8	8.31	4.81
TcF3'H4	0.23	1.47	9.54	3.82	4.22	6.62
TcF3'H5	0.15	1.26	6.91	3.03	3.73	6.02

续表 11-5

ID	Ph0	Ph6	Ph12	Ph18	Ph24	Ph30
TcF3′H6	0.58	22.86	21.12	23.56	27.73	25.00
TcF3′H7	6.20	3.02	5.70	19.91	6.21	13.32
TcF3′H8	1.57	6.14	16.83	11.55	11.94	48.36
TcF3′H9	10.25	22.24	124.17	456.43	230.04	272.48
TcFLS1	0.07	542.07	34.17	113.47	3.92	3.21
TcFLS2	3.81	0.31	28.81	66.27	27.77	66.61
TcFLS3	8.07	1.01	29.40	74.22	30.04	98.60
TcF3′5′H1	1.97	2.16	0.54	3.76	1.77	6.05
TcF3′5′H2	0.000 01	23.30	19.39	11.22	1.86	19.14
TcF3′5′H3	1.00	0.12	111.45	215.99	118.81	200.19
TcDFR1	0.84	0.30	1.53	10.50	8.89	7.39
TcDFR2	3.30	8.88	2.97	6.88	4.62	4.77
TcDFR3	19.41	4.91	1.76	2.32	1.20	2.95
TcDFR4	53.15	26.74	33.77	333.97	112.01	275.90
TcLAR1	23.00	1.61	2.06	9.74	3.57	10.96
TcLAR2	2.12	0.74	82.42	150.09	68.86	124.98
TcANS1	29.87	0.23	0.000 01	9.36	3.30	6.58
TcANS3	45.75	22.35	17.68	28.42	41.16	54.60
TcANS4	13.43	33.86	251.13	370.11	119.12	244.41
TcANR1	32.41	131.55	302.27	506.45	690.92	949.57
TcANR2	15.64	9.99	10.26	21.55	6.63	30.33
TcANR3	145.72	8.41	54.82	335.11	97.99	320.19

11.2.5 基因 *TcLBDs* 和 *TcAPLs* 在剥皮再生过程中的表达分析

本研究将样品间转录组所测得的数据和 *APL*、*LBD* 转录因子的 qRT-PCR 所测得的结果进行比较,差异表达基因表达趋势与测序的结果较一致,说明 Illumina HiSeq 2000 测序结果较准确。*APL* 是编码一类具 MYB 卷曲螺旋结构的转录因子的基因,特异地在韧皮部中表达,该转录因子编码基因突变后,拟南芥根部韧皮部的筛管和伴胞没有形成,取而代之的是木质部的细胞,异位表达 *APL* 基因可以抑制木质部细胞的分化。*LBD* 转录因子是植物中特有的一类转录因子,其家族成员数量庞大,广泛参与植物侧生器官原基的启动和形态建成。为研究红豆杉次生维管组织形成的机制,可重点分析参与韧皮部分化、发育调控的关键基因 *LBD* 与 *APL*。

对中国红豆杉剥皮后再生组织中的基因表达情况进行分析,结果表明,在上述再生组织中,*TcLBDs* 基因均呈上调表达。*TcLBD1* 与 *TcLBD11* 在第 6 天时基因表达量达到最高,分别为对照组的 40 倍和 120 倍,随后表达量逐渐降低;*TcLBD6* 与 *TcLBD15* 的表达量在第 18 天后急剧上升,分别是对照组的 15 倍和 200 倍左右,在第 36 天时表达量分别是对照组的 14 倍和 280 倍左右。同时,对该剥皮再生过程中 *TcAPLs* 基因相对表达情况进行分析,结果表明,*TcAPL1* 和 *TcAPL2* 的基因表达随着时间的延长呈现出先上升后下降的趋势。*TcAPL1* 的表达量在前 30 天都处于上调表达,尤其第 12 天和第 30 天时,是对照组的 3 倍左右,而在第 36 天时下调表达。*TcAPL2* 的表达量在前期变化不大,在第 18 天后有所增加,在第 24 天时达到最高,随后被抑制表达。而 *TcAPL3* 在红豆杉剥皮再生组织中一直处于下调趋势。

11.2.6　*TcLBDs* 和 *TcAPLs* 在不同组织中的表达分析

采用半定量 RT-PCR 技术检测 4 个 *TcLBDs* 基因在中国红豆杉 5 个不同组织中的表达情况,结果如图 11-4 所示。4 个基因的表达具有明显的组织特异性,正常条件下,它们在中国红豆杉的茎中均有表达。*TcLBD1* 在木质部(含形成层)中表达量最高,而且在茎和木质部(含形成层)中的表达量明显高于在根、韧皮部(含形成层)和叶中的表达量;*TcLBD6* 亦是在根中表达量最高,其次是茎,在叶中表达量最低;*TcLBD11* 仅在根中表达量最低,其他组织部位均为高表达;而 *TcLBD15* 在根中表达量最高,次之是在韧皮部(含形成层)中,其他组织中表达量均较低。

利用半定量 RT-PCR 技术对 3 个 *TcAPLs* 基因在中国红豆杉 5 个不同组织中的表达进行分析(图 11-5),结果显示:3 个基因在中国红豆杉的根、茎和叶中均有表达;*TcAPL1* 和 *TcAPL2* 在根、茎、叶和韧皮部(含形成层)中的表达量相当,且

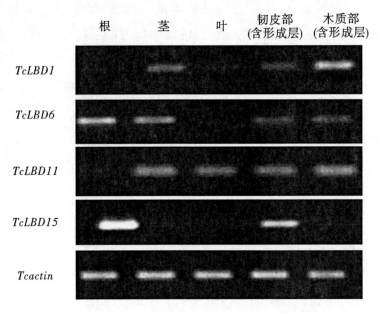

图 11-4 *TcLBDs* 基因在中国红豆杉不同组织中的表达

明显高于木质部(含形成层)中的表达量,特别是 *TcAPL1* 在韧皮部(含形成层)中的表达量是木质部(含形成层)的 2 倍多。*TcAPL3* 在叶中表达量最高,而在根和木质部(含形成层)中表达量较低,其在韧皮部(含形成层)中的表达量是在木质部(含形成层)中的 2 倍。

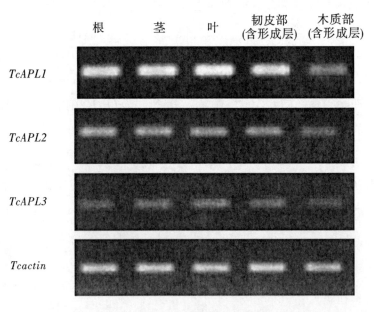

图 11-5 *TcAPLs* 基因在中国红豆杉不同组织中的表达

11.3　讨论与结论

11.3.1　讨论

(1)中国红豆杉剥皮再生系统初步建立

与在杨树和杜仲上所采用的环剥方法相似,本研究采用环剥的方法建立了红豆杉次生维管再生实验系统。比较其他的原位再生系统,例如拟南芥根尖切除再生,本研究采用的环剥方法包含了细胞的脱分化、转分化和丢失组织的再建,有一个相当长的时间跨度,这为精细研究植物的剥皮再生过程提供了一个绝佳的机会,局部剥皮的方法致使愈伤组织呈不均一的分化、发育,进而导致后续的剥皮树干不同组织部位的再生形成层也呈不均一发育。而大面积环剥方法最大限度地减少了对树干表面的人为伤害,再生组织显微结构也表明,剥皮树干表面不同组织部位几乎同步分化出类似形成层区域的细胞,并分化、发育出韧皮部和未成熟木质部。因此,大面积环剥方法为研究次生维管组织发育提供了一个模式。

虽然,另一方面,愈伤组织被认为是脱分化的、可塑的细胞团,也有源于茎尖组织的愈伤细胞分化出来根尖组织形态的报道。在中国红豆杉剥皮后次生维管组织再生过程中,再生的形成层、韧皮部和木质部并不需要脱分化的愈伤细胞,而是来自未成熟的木质部和射线细胞。这与杜仲和杨树在剥皮后不同部位的转分化形成韧皮部细胞或者脱分化形成损伤的形成层的结果是一致的。本研究进一步利用转录组高通量测序技术分析红豆杉剥皮后不同再生组织的转录组数据,发掘与维管组织发育相关的差异表达基因,揭示其维管组织再生过程的分子机制。

(2)中国红豆杉剥皮再生过程中紫杉醇和黄酮生物合成相关基因表达

研究发现,紫杉醇生物合成相关基因在剥皮再生过程中呈现上调表达的趋势,参与前体供应的基因 *TcDXS*、*TcDXR*、*TcMCT*、*TcCMK*、*TcMDS*、*TcHDS*、*TcHDR*、*TcIDI* 大多在剥皮再生中后期进行高表达,为紫杉醇生物合成提供前体反应物。

紫杉醇骨架的合成需要酶的参与，其中 TS 是紫杉醇骨架合成过程中的极为重要的限速酶。*TcGGPPS2*、*TcGGPPS3* 与 *TcTS1* 在中后期时其表达量上调，推测其与紫杉醇骨架的形成有关。DBAT 是催化 10-DAB 生成巴卡亭 Ⅲ 的关键限速酶。*TcDBAT* 的表达量后期比前期高，可能是剥皮再生后，调控紫杉醇类生物合成所致。紫杉醇骨架合成之后需要多种酰基转移酶和羟化酶的修饰，*TcT10βOH3* 与 *TcT10βOH17* 在 Ph6 时期表达量迅速上调，推测其参与韧皮部发育中紫杉醇的生物合成。

　　黄酮生物合成相关基因在中国红豆杉剥皮再生时期的表达模式呈现多样性，研究发现，*TcPAL1*、*TcPAL6*、*TcCHS1*、*TcCHI1*、*TcF3′5′H3*、*TcDFR4*、*TcANS4*、*TcANR1* 的表达量随着中国红豆杉剥皮再生时期的延长而增加，说明这些基因的表达分别与黄酮生物合成中提供起始原料、编码催化黄酮的酶、类黄酮生成增强剂、类黄酮的积累和花青素的合成紧密相关。已有多项研究表明，*PAL* 活性与植物体内黄酮类化合物的物质积累呈正相关。*TcPAL6* 在 Ph18-Ph30 时期的表达量高于 Ph0 时期，推测在 Ph18-Ph30 时期含有的黄酮类化合物含量较高。*CHS* 是黄酮类化合物合成途径中的第一步关键限速酶，*TcCHS1* 的表达量在 Ph0-Ph18 时期处于上调表达，在 Ph18 时期达到最大值，表明 *TcCHS1* 最可能参与黄酮类化合物的生物合成。*CHI* 是最早被发现与黄酮合成相关的酶，也是黄酮生物合成中一个关键酶，提高或者降低 *CHI* 基因表达量可以促进或者抑制植物中的黄酮类化合物生成量，研究发现，*TcCHI1* 的表达量随着中国红豆杉剥皮再生时期的延长而增加，其在 Ph30 时期的表达量急剧上调，推测在这些时期 *TcCHI1* 参与了黄酮的生物合成。*TcF3′H* 是黄酮类化合物生物合成途径的关键调控点，在不同植物组织中均有表达，可改变植物花或种皮的颜色。*TcF3′H9* 在中国红豆杉剥皮再生过程中表达量比其他 *TcF3′H* 基因较高，推测其最有可能调控红豆杉树皮在生长发育过程中的颜色变化。*TcF3′5′H3* 在中国红豆杉剥皮再生后期（Ph12-Ph30 时期）大量表达，与王翠丽等报道 *F3′5′H* 基因随着川乌头花朵发育其表达量呈递增趋势的研究结果一致，推测 *TcF3′5′H3* 参与黄酮类化合物的生成合成。*TcFLS* 与 *TcDFR* 竞争底物二氢黄酮醇，*TcDFR* 基因的表达量升高，则 *TcFLS* 基因的表达量减少，使黄酮类代谢途径流向合成花青素的方向。本研究中，*TcDFR4* 在 Ph18-Ph30 时期表达量较高，表明 *TcDFR* 与 *TcFLS* 竞争底物二氢黄酮醇，开始生成无色花青素黄酮醇。类黄酮合成机制研究已久，原花青素的生物合成途径是其合成机制的最后一步,而 *LAR* 和 *ANR* 是原花青素的特异生成途径的关键酶,发现 *TcANS4*、*TcANR1* 在 Ph6-Ph30 时期表达量较高,推测在这些时期可促进原花青素的生物合成。

(3) *TcLBDs* 和 *TcAPLs* 基因表达

LBD 家族成员之一的 *AtAS2/LBD6* 调节拟南芥叶木质部和韧皮部的特异化,过表达的 *AtAS2/LBD6* 形成木质部,包围韧皮部组织的近轴面维管束,也有可能是通过 *KANADI1* 基因的反向调控。研究显示,*AtAS2/LBD6* 也调控着在木质部特异化方面有着重要作用的 miR165/miR166 的表达。采用激活标记技术得到了杨树 *PtaLBD1* 突变体,其表型为次生韧皮部增厚,同时检测到 *APL* 基因表达水平处于上调趋势,推测 *PtaLBD1* 可能参与直接激活 *APL* 基因的表达;*PtaLBD1* 基因过表达后杨树韧皮部的厚度显著增加,正向调控着射线细胞的起始和增殖;而通过抑制 *PtaLBD1* 的表达,可减少杨树直径的增长和高度不规则的韧皮部的发育。在本研究中,*TcLBDs* 基因主要表达在正在生长的茎中,尤其是 *TcLBD1* 与 *TcLBD11*,在木质部(含形成层)中表达量较高,*TcLBD15* 在韧皮部(含形成层)中也呈高水平表达,这些提示 *TcLBDs* 基因可能参与维管组织的生长发育。在红豆杉剥皮再生过程中,*TcLBD6* 与 *TcLBD15* 的表达量在第 18 天时显著上升,在第 36 天时达到最高。红豆杉剥皮再生组织解剖结构观察显示,在第 18 天时出现不连续的扁平状的分生组织细胞;在第 30 天时已出现形成层样区域,分别向内(近轴方向)分化形成木质部和向外(远轴方向)形成韧皮部。这些表明 *TcLBD6* 可能参与调控红豆杉次生生长-侧生器官高度特异化的发育过程。

类似拟南芥,愈伤组织诱导培养基(CIM)因含有大量生长素而被用于其他植物体外系统培养中。生长素对愈伤细胞的诱导作用至关重要,然而,在 CIM 培养基中异位诱导表达的 *AtLBD16*、*AtLBD17*、*AtLBD18* 和 *AtLBD29* 基因,在 *ARF7* 和 *ARF19* 双突变体中的表达却大幅减弱甚至不表达,这一发现进一步说明了部分 *LBD* 基因是直接作用于愈伤组织形成的 *ARFs*(auxin response factors)的下游基因。过表达拟南芥 *AtAS2/LBD6* 或杨树 *PtaLBD1* 显示略有增加愈伤组织细胞的表型。本研究的 *TcLBD1* 与 *TcLBD11* 在中国红豆杉剥皮再生过程中的表达量均呈现上调表达,尤其是在红豆杉剥皮再生第 6 天时,其表达量达到最高,同时出现了大量愈伤组织细胞,而后愈伤细胞一直存在。这些提示 *TcLBD1* 可能直接或间接参与了植物激素（如生长素或细胞分裂素）信号传导和愈伤细胞的诱导过程。本研究获得了中国红豆杉 4 个 *TcLBDs* 基因，为进一步研究 *LBD* 基因对中国红豆杉侧生器官边界的建成的作用打下了基础。鉴于 *TcLBD1* 与 *TcLBD11*，*TcLBD6* 与 *TcLBD15* 在中国红豆杉组织表达谱和剥皮后组织再生中的表达情况的相似性，我们筛选表达量明显变化的基因 *TcLBD11* 与 *TcLBD15* 基因，通过转基因手段在杨树与拟南芥中做进一步的研究，以验证它们的功能和调控机制，初步揭示 *TcLBD* 基因在红豆杉次生生长中的作用。

在正常生长的中国红豆杉不同组织中均能检测到 *TcAPLs* 基因的表达，但也具有组织特异性。*TcAPL1* 和 *TcAPL2* 主要在根、茎、叶和韧皮部（含形成层）中的表达；*TcAPL3* 在根和木质部（含形成层）中表达较弱，推测其可能是由于它们氨基酸的差异，而导致各自在组织表达模式上有所不同。在拟南芥维管组织发育过程中，*APL* 基因是第一个确定有特定的功能的：在不对称的韧皮部细胞分裂时，*APL* 表达就固定在了维管组织区。在杨树 *PtaLBD1* 突变体中 *APL* 基因在韧皮部的表达量最高。这些与中国红豆杉 *TcAPLs* 基因在茎中和韧皮部（含形成层）的高表达是一致的。这三个基因相比，无论是红豆杉正常条件下还是在剥皮再生过程中，*TcAPL1* 的转录水平均高于 *TcAPL2* 和 *TcAPL3*。在剥皮再生过程中，*TcAPL1* 和 *TcAPL2* 两个基因随着时间的延长表现出先上升后下降的趋势，但 *TcAPL1* 诱导型表达上升的时间比 *TcAPL2* 要早，在剥皮再生的第 6 天就开始表现出上升的趋势；而 *TcAPL3* 的表达则在整个组织再生过程中被抑制。*TcAPL3* 表达情况与 *APL* 基因在杨树次生维管再生过程的韧皮部形成期（第 2 阶段）转录水平是增强的，直到损伤的形成层形成（第 3 阶段）时也保持较高的水平的结果有所不同。我们推测此现象与中国红豆杉剥皮再生过程中不同的 *APL* 在具体的功能上存在差异有关，植物维管组织的发育过程中 *APL* 基因具有双重功能，可同时促进韧皮部发育和抑制木质部分化。*TcAPL3* 抑制表达也许是在促进木质部分化，而不致剥皮再生过程仅仅调控韧皮部分化、使再生的组织畸形发育，是植物损伤后自我调控的一种形式。由于 *APL* 基因的功能在拟南芥中的研究较为深入，其他物种如杨树只是根据韧皮部增厚的表型而略有涉及，并没有精细研究。目前暂无与 *TcAPL3* 同源性较高的其他物种的 *APL* 有相似表现的文献报道。本研究的 3 个基因尽管都是红豆杉剥皮再生中重要的 *APL* 成员，它们在组织表达模式上和剥皮后组织再生表达上存在一定差异，预示其功能更为复杂。已知多个 *NAC* 基因参与拟南芥和水稻等植物的分生组织的产生和器官边界的形成过程。近年在拟南芥 *APL* 突变体中，发现 *NAC45* 基因表达量减少，提示 *NAC45* 基因依赖于 *APL* 基因，为了验证推测，同时用 pAPL（APL-GR 转化 *APL* 突变体植株），检测到 *NAC45* 融合蛋白呈上调表达，预示 *NAC45* 可能是 *APL* 的直接靶基因，因此，对 *TcAPLs* 基因功能的深入研究，将对揭示植物维管组织特别是韧皮部发育的分子机制具有重要的意义，这也将是下一步研究的主要方向。

11.3.2　结论

本研究确定了中国红豆杉剥皮的最优时间。对于 10 年生的红豆杉树木来说，剥皮的最优时间为形成层活动活跃期，在襄阳地区一般为 6 月上旬到中旬。此时剥皮的红豆杉，树皮易于环剥处理（部分树皮不会黏在树干上），组织再生比较快，再生情况比较良好。

研究表明，通过对剥皮再生过程中再生组织结构的观察，在中国红豆杉的次生维管组织再生过程中，再生的形成层、韧皮部和木质部并不需要细胞脱分化形成愈伤细胞，而是来源于未成熟的木质部细胞及射线细胞的分化与脱分化。在第 24 天时我们观察到未成熟木质部上部已经出现分生组织细胞。在第 30 天时，分生组织细胞层数有不少增加，有的已经分化形成未成熟木质部。在第 60 天时，分生组织与未剥皮树干的正常的维管形成层细胞结构已经一致，而且已经向内（近轴方向）分化形成未成熟木质部，向外（远轴方向）形成再生韧皮部。

通过利用转录组高通量测序技术分析中国红豆杉剥皮后不同再生组织转录组数据。Illumina HiSeq 2000 测序后总共得到 Clean Reads 数据量 16.55 Gb，比例在 90% 以上，测序量充足，数据库信息检索初步分析和鉴定了差异表达基因的生物学功能。*APL* 转录因子表达在剥皮处理维管组织再生前期上调表达并不明显，有些基因还处于下调表达状态。随后有一部分基因在第 24 天时的表达水平显著上调，推测这些基因可能跟分生组织细胞发育，或者与韧皮部形成有关。大多数 *LBD* 转录因子表达有显著变化，有些基因在剥皮第 6 天后表达水平剧烈上调，推测与形成层分化、直接或间接参与了植物激素（如生长素或细胞分裂素）信号传导和愈伤细胞的诱导过程有关；有些基因则在维管组织分化发育后期激活表达，推测这些基因可调控韧皮部和木质部的分化发育。

中国红豆杉剥皮处理后不同再生组织间差异表达的基因数目不等,在整个剥皮再生过程中,剥皮后第 6 天有较少基因表达水平发生变化,差异基因有5 054 条,而剥皮后第 30 天有较多基因表达水平发生变化,差异基因有 7 243 条,这可能与剥皮第 30 天后再生组织发育状态差异有关。除了 Ph18 与 Ph12 比照组合以及 Ph30 与 Ph24 比照组合外,其他各样本间差异表达基因中上调基因的数目均多于下调基因的数目。

对中国红豆杉不同剥皮时期紫杉醇和黄酮生物合成相关基因的表达进行分析,发现大多数参与前体供应的基因 *TcDXS*、*TcDXR*、*TcMCT*、*TcCMK*、*TcMDS*、*TcHDS*、*TcHDR*、*TcIDI* 及 *TcGGPPS2*、*TcGGPPS3*、*TcTS1*、*TcDBAT*、*TcT10βOH3* 与 *TcT10βOH17* 黄酮生物合成相关基因 *TcPAL1*、*TcPAL6*、*TcCHS1*、*TcCHI1*、*TcF3′5′H3*、*TcDFR4*、*TcANS4*、*TcANR1* 随着剥皮时期的延长呈现逐渐上调的表达趋势。

在中国红豆杉剥皮再生过程中,*TcLBD1* 与 *TcLBD11* 基因表达量在第 6 天时达到最高,整体呈上调表达;*TcLBD6* 与 *TcLBD15* 表达水平在第 18 天后显著上调。*TcAPL1* 和 *TcAPL2* 两个基因的表达水平随着时间的延长表现为先上升后下降的趋势,均在第 36 天下降得最明显;*TcAPL3* 的表达则在整个组织再生过程中被抑制。组织表达谱分析表明:*TcLBD1* 在茎和木质部(含形成层)中表达量明显高于根、叶和韧皮部(含形成层)中的表达量;*TcLBD6* 主要在根和茎中表达;*TcLBD11* 仅在根中表达量最低,其他组织部位均高表达;而 *TcLBD*15 在根中表达量最高,次之是在韧皮部(含形成层)中,其他组织中表达量均低。*TcAPLs* 基因在茎中和韧皮部(含形成层)高表达,*TcAPL1* 和 *TcAPL2* 两个基因主要在根、茎、叶和韧皮部(含形成层)中均高表达;*TcAPL3* 在叶中表达量较高,而在根和木质部(含形成层)表达量较低。

参考文献

[1] LI C L,CUI K M,YU C S,et al. Anatomical studies of regeneration after ringing of *Eucommia ulmoides*[J]. Acta Bot Sin,1981,23(1):6-13.

[2] LIVAK K J,SCHMITTGEN T D. Analysis of Relative Gene Expression Data Using Real-Time Quantitative PCR and the $2^{-\Delta\Delta C_T}$ Method[J]. Methods,2001,25(4):402-408.

［3］苏应娟,张冰,王艇,等.部分裸子植物茎次生韧皮部和木材的比较解剖［J］.生态科学,1996,1:39-46.

［4］韩丽娟,胡玉熹,林金星.红豆杉科次生韧皮部的比较解剖［J］.植物研究,1999,19(1):80-87.

［5］胡玉熹,管领强,汤仲埙.香榧茎的次生韧皮部结构及其含晶韧皮纤维的发育［J］.植物学报,1985,27(6):569-576.

［6］PANG Y,ZHANG J,CAO J,et al. Phloem transdifferentiation from immature xylem cells during bark regeneration after girdling in *Eucommia ulmoides Oliv*［J］. J Exp Bot,2008,59(6):1341-1351.

［7］WANG M J,QI X L,ZHAO S T,et al. Dynamic changes in transcripts during regeneration of the secondary vascular system in *Populus tomentosa* Carr,revealed by cDNA microarrays［J］. BMC Genomics,2009,10:215.

［8］ZHANG J,GAO G,CHEN J J,et al. Molecular features of secondary vascular tissue regeneration after bark girdling in *Populus*［J］. New Phytol, 2011, 192 (4): 869-884.

［9］BONKE M,THITAMADEE S,MÄHÖNEN A P,et al. *APL* regulates vascular tissue identity in *Arabidopsis*［J］. Nature,2003,426:181-186.

［10］TRUERNIT E,BAUBY H,DUBREUCQ B,et al. High-resolution whole-mount imaging of three-dimensional tissue organization and gene expression enables the study of Phloem development and structure in *Arabidopsis*［J］. Plant Cell,2008,20(6):1494-1503.

［11］STOBBE H,SCHMITT U,ECKSTEIN D,et al. Developmental stages and fine structure of surface callus formed after debarking of living lime trees (*Tilia* sp.)［J］. Ann Bot,2002,89(6):773-782.

［12］王敏杰.毛白杨维管系统再生过程中的基因表达分析［D］.北京:中国林业科学研究院,2005.

［13］ATTA R,LAURENS L,BOUCHERON-DUBUISSON E,et al. Pluripotency of *Arabidopsis* xylem pericycle underlies shoot regeneration from root and hypocotyl explants grown in vitro［J］. Plant J,2009,57:626-644.

［14］SUGIMOTO K,JIAO Y,MEYEROWITZ E M. Arabidopsis regeneration from multiple tissues occurs via a root development pathway[J]. Dev Cell,2010,18: 463-471.

[15] SENA G, WANG X N, LIU H Y, et al. Organ regeneration does not require a functional stem cell niche in plants[J]. Nature,2009,457:1150-1153.

[16] 黄佳俊. DBAT 非天然底物制备巴卡亭Ⅲ的微生物细胞工厂创制研究 [D]. 广州:华南农业大学,2019.

[17] 宋广浩. 中国红豆杉细胞紫杉烷羟化和酰化产物形成规律及其调控[D]. 武汉:华中科技大学,2015.

[18] 王圭垚. 金露梅转录组分析及黄酮类化合物合成关键基因的克隆[D]. 西宁: 青海师范大学,2023.

[19] 许明,林世强,倪冬昕,等. 藤茶查尔酮合成酶基因 *AgCHS1* 的克隆及功能鉴 定[J]. 中国农业科学,2020,53(24):5091-5103.

[20] BOLAND M J, WONG E. Purification and kinetic properties of chalcone - flavanone isomerase from soya bean[J]. FEBS J,1975,50(2):383-389.

[21] BRUGLIERA F, BARRI-REWELL G, HOLTON T A, et al. Isolation and charac-terization of a flavonoid 3-hydroxylase cDNA clone corresponding to the Ht1 locus of *Petunia hybrida*[J]. Plant J,1999,19(4):441-451.

[22] CASTELLARIN S D, GASPERO G D, MARCONI R, et al. Colour variation in red grapevines(*Vitis vinifera* L.): genomic organisation, expression of flavonoid 3′-hydroxylase, flavonoid 3′,5′-hydroxylase genes and related metabolite profiling of red cyanidin-/blue delphinidin-based anthocyanins in berry skin[J]. BMC Genomics,2006,7(1):12.

[23] 王翠丽,吴丽芳,王祥宁,等. 川乌头 *F3′5′H* 基因的 cDNA 克隆与表达分 析[J]. 园艺学报,2012,39(7):1395-1402.

[24] 李海鸿,刘雅莉,刘红利,等. 葡萄风信子黄酮醇合酶基因克隆和表达分 析[J]. 西北林学院学报,2019,34(2):116-121,221.

[25] 盂帅. 川桑原花青素合成关键酶基因 *LAR* 和 *ANR* 的鉴定与功能研究[D]. 重庆:西南大学,2019.

[26] 蒋晓岚. 茶树原花青素的积累形态及缩合反应的研究[D]. 合肥:安徽农业大学,2015.

[27] LIN W C, SHUAI B, SPRINGER P S. The *Arabidopsis* LATERAL ORGAN BOUNDARIES domain gene ASYMMETRIC LEAVES 2 functions in the repression of *KNOX* gene expression and in adaxial–abaxial patterning[J]. Plant Cell,2003,15(10):2241–2252.

[28] XU L,XU Y,DONG A W,et al. Novel *as1* and *as2* defects in leaf adaxial–abaxial polarity reveal the requirement for ASYMMETRIC LEAVES1 and 2 and ERECTA functions in specifying leaf adaxial identity [J]. Dev, 2003, 130 (17): 4097–4107.

[29] ZHU Y,LI Z Y,XU B,et al. Subcellular Localizations of *AS1* and *AS2* Suggest Their Common and Distinct Roles in Plant Development[J]. J Integ Plant Biol, 2008,50(7):897–905.

[30] WU G,LIN W C,HUANG T B,et al. *KANADI1* regulates adaxial–abaxial polarity in Arabidopsis by directly repressing the transcription of *ASYMMETRIC LEAVES2*[J]. P Natl Aca Sci USA,2008,105(42):16392–16397.

[31] UENO Y,ISHIKAWA T,WATANABE K,et al. Histone deacetylases and ASYM-METRIC LEAVES2 are involved in the establishment of polarity in leaves of Arabidopsis[J]. Plant Cell,2007,19(2):445–457.

[32] DEMURA T, FUKUDA H. Transcriptional regulation in wood formation [J]. Trends Plant Sci,2007,12(2):64–70.

[33] YORDANOVA Y S,REGANB S,BUSOVA V,et al. Members of the LATERAL ORGAN BOUNDARIES DOMAIN transcription factor familyare involved in the regulation of secondary growth in Populus [J]. Plant Cell, 2010, 22 (11): 3662–3677.

[34] SKOOG F,MILLER C O. Chemical regulation of growth and organ formation in plant tissues cultured in vitro[J]. Symp Soc Exp Biol,1957,54(11):118–131.

[35] GORDON S P,HEISLER M G,REDDY G V,et al. Pattern formation during de novo assembly of the Arabidopsis shoot meristem [J]. Dev, 2007, 134 (19): 3539–3548.

[36] FAN M Z,XU C Y,XU K,et al. LATERAL ORGAN BOUNDARIES DOMAIN transcription factors direct callus formation in *Arabidopsis* regeneration[J]. Cell

Res,2012,22(7):1160-1180.

[37]IWAKAWA H,UENO Y,SEMIARTI E,et al. The *ASYMMETRIC LEAVES2* gene of Arabidopsis thaliana, required for formation of a symmetric flat leaf lamina, encodes a member of a novel family of proteins characterized by cysteine repeats and a leucine zipper[J]. Plant Cell Physiol,2002,43(5):467-478.

[38]LEE H M,KIM N,LEE D J,et al. *LBD18/ASL20* regulates lateral root formation in combination with *LBD*16/*ASL*18 downstream of *ARF7* and *ARF19* in *Arabidopsis*[J]. Plant Physiol,2010,151(3):1377-1389.

[39]SOUER E,HOUWELINGEN A V,KLOOS D,et al. The no apical meristem gene of petunia is required for pattern formation in embryos and flowers and is expressed at meristem and primordia boundaries [J]. Cell, 1997, 85 (2): 159-170.

[40]VROEMEN C W,MORDHORST A P,ALBRECHT C,et al. The *CUP-SHAPED COTYLEDON3* gene is required for boundary and shoot meristem formation in *Arabidopsis*[J]. Plant Cell,2003,15(7):1563-1577.

[41] MAO C, DING W, WU Y, et al. Overexpression of a NAC-domain protein promotes shoot branching in rice[J]. New Phytol,2007,176(2),288-298.

[42] KAORI M F, SHRI R Y, SATU L, et al. *Arabidopsis NAC*45/86 direct sieve element morphogenesis culminating in enucleation [J]. Science, 2014, 345: 933-937.

附　录

附表 1　紫杉醇生物合成途径相关酶

缩写	英文全称	中文全称
CoA	coenzyme A	辅酶 A
TS	taxadiene synthase	紫杉二烯合酶
GGPPS	geranylgeranyl diphosphate synthase	香叶基香叶基焦磷酸合成酶
AACT	acetyl–CoA acetyl transferase	乙酰辅酶 A 乙酰转移酶
HMGS	hydroxymethylglutaryl–CoA synthase	3–羟基–3–甲基戊二酰辅酶 A 合成酶
HMGR	hydroxymethylglutaryl–CoA reductase	3–羟基–3–甲基戊二酰辅酶 A 还原酶
MVK	mevalonate kinase	甲羟戊酸激酶
PMK	phosphomevalonate kinase	甲羟戊磷酸激酶
MVD	mevalonate–5–diphosphate decarboxylase	甲羟戊酸焦磷酸脱羧酶
DXS	1–deoxy–D–xylulose–5–phosphate synthase gene	1–脱氧–D–木酮糖–5–磷酸合成酶
DXR	1–deoxy–D–xylulose–5–phosphate reductase gene	1–脱氧–D–木酮糖–5–磷酸还原酶
MCT	2–C–methylerythritol–4–phosphate cytidylyl transferase	2–C–甲基赤藓醇–4–磷酸胞苷酰基转移酶
CMK	4–diphosphocytidyl–2–C–methylerythritol kinase	4–焦磷酸胞苷–2–C–甲基赤藓醇激酶
MDS	2–C–methylerythritol–2,4–cycloqiphosphate synthase	2–C–甲基赤藓醇–2,4–环焦磷酸合成酶
HDS	4 – hydroxy – 3 – methyl – 2 – (E) – butenyl – qiphosphate synthase	4–羟基–3–甲基–2–E–丁烯基–1–焦磷酸合成酶
HDR	1 – hydroxy – 2 – methyl – 2 – (E) – butenyl – 4 – diphosphate reductase	1–羟基–2–甲基–2–E–丁烯基–4–焦磷酸还原酶
IDI	Isopentenyl diphosphate isomerase	异戊烯基焦磷酸异构酶

续附表1

缩写	英文全称	中文全称
T2αOH	taxoid 2α–hydroxylase	紫杉醇2α–羟基化酶
T5αOH	taxoid 5α–hydroxylase	紫杉醇5α–羟基化酶
T7βOH	taxoid 7β–hydroxylase	紫杉醇7β–羟基化酶
T10βOH	taxoid 10β–hydroxylase	紫杉醇10β–羟基化酶
T13αOH	taxoid 13α–hydroxylase	紫杉醇13α–羟基化酶
T14βOH	taxoid 14β–hydroxylase	紫杉醇14β–羟基化酶
TAT	taxadienol 5α–O–acetyl transferase	紫杉醇5α–O–乙酰基转移酶
TBT	taxane–2α–O–benzoyl transferase	紫杉烷2α–O–苯甲酰基转移酶
CYP450	cytochromeP450	细胞色素P450
ACT/ BAHD	acyl–CoA dependent acyl transferases	酰基辅酶A依赖型酰基转移酶
DBAT	10–deacetyl baccatin Ⅲ–10–O–acetyl transferase	10–去乙酰基巴卡亭Ⅲ–10–O–乙酰基转移酶
BAPT	3–amino–3–phenyl–propanoyl transferase	3–氨基–3–苯丙酰基转移酶
DBTNBT	3′–N–debenzoyl–2′–deoxytaxol–N–benzoyl transferase	3′–N–去苯甲酰–2′–脱氧紫杉醇–N–苯甲酰基转移酶
PAM	phenylalanine aminomutase	苯丙氨酸氨基变位酶
PCL	β–phenylalanine–CoA ligase	β–苯丙氨酸–辅酶A连接酶

附表2　黄酮生物合成途径相关酶

缩写词	英文全称	中文全称
PAL	phenylalanine ammonialyase	苯丙氨酸氨裂合酶
C4H	cinnamate–4–hydroxylase	肉桂酸–4–羟基化酶
4CL	4–coumaroyl：coenzyme A（CoA）ligase	4–香豆酰：辅酶A（CoA）连接酶
CHS	chalcone synthase	查耳酮合成酶
CHI	chalcone isomerase	查耳酮异构酶
FNS	flavone synthase	黄酮合成酶
F3H	flavanone 3–hydroxylase	黄烷酮3–羟基化酶
F3′H	flavonoid 3′–hydroxylase	类黄酮3′–羟基化酶
F3′,5′H	flavonoid 3′,5′–hydroxylase	类黄酮3′,5′–羟基化酶

续附表2

缩写词	英文全称	中文全称
FLS	flavonol synthase	黄酮醇合酶
DFR	dihydroflavonol-4-reductase	二氢黄酮醇-4-还原酶
LDOX	leucoanthocyanidin dioxygenase	无色花青素双加氧酶
ANS	anthocyanidin synthase	花青素合成酶
LAR	leucoanthocyanidin reductase	无色花色素还原酶
ANR	anthocyanidin reductase	花青素还原酶
IFS	isoflavone synthase	异黄酮合成酶
F3GT	flavonol-3-O-glucosyltransferase	黄酮醇-3-O-葡萄糖基转移酶
A3RT	anthocyanidin-3-O-glucoside-6-O-rhamnosyl-transferase	花青素-3-O-葡萄糖苷-6-O-核糖基转移酶
UFGT	UDP-glycose flavonoid 3-O-glyosyltransferase	类黄酮糖基转移酶

附表3 其他缩写词

缩写词	英文全称	中文全称
DMAPP	dimethylallyl pyrophosphate	二甲基烯丙基焦磷酸盐
IPP	isopentenyl pyrophosphate	异戊烯焦磷酸
MEP	methylerythritol-4-phosphate	甲基赤藓醇-4-磷酸
MVA	mevalonate	甲羟戊酸
GGPP	geranylgeranyl pyrophosphate	香叶基香叶基焦磷酸
DXP	1-deoxy-D-xylulose-5-phosphate	1-脱氧-D-木酮糖-5-磷酸
MVP	mevalonate-5-phosphate	甲羟戊酸-5-磷酸
MVPP	mevalonate-5-diphosphate	甲羟戊酸-5-焦磷酸
HMBPP	1-hydroxy-2-methyl-2-(E)-butenyl-4-diphosphate	1-羟基-2-甲基-2-E-丁烯基-4-焦磷酸
CDP-ME	4-(cytidine-5-diphospho)-2-C-methylerythritol	4-(5-焦磷酸胞苷)-2-C-甲基赤藓醇
CDP-MEP	2-phospho-4-(cytidine 5'-diphospho)-2-C-methylerythritol	4-(5'-焦磷酸胞苷)-2-C-甲基赤藓醇-2-磷酸
MECPP	2-C-methylerythritol-2,4-cycldiphosphosphate	2-C-甲基赤藓醇-2,4-环焦磷酸
RSD	relative standard deviation	相对标准偏差

续附表3

缩写词	英文全称	中文全称
STD	standard deviation	标准差
DPPH	1,1-Diphenyl-2-picrylhydrazyl	1,1-二苯基-2-三硝基苯肼自由基
ABTS	2,2′-Azinobis-(3-ethylbenzthiazoline-6-sulphonate)	2,2′-联氮-双-3-乙基苯并噻唑啉-6-磺酸
10-DAT	10-deacetyltaxol	10-去乙酰基紫杉醇
10-DAB	10-deacetylbaccatin Ⅲ	10-去乙酰基巴卡亭Ⅲ
DEGs	differentially expressed genes	差异表达基因
MM	module membership	特征基因与模块的相关性
GS	gene significance	基因与性状的相关性
JA	jasmonic acid	茉莉酸
MJ	methyl jasminate	茉莉酸甲酯
TF	transcription factor	转录因子
NAC	N-Acetyl-L-cysteine	N-乙酰-L-半胱氨酸(乙酰半胱氨酸)
LBD	Lateral Organ Boundaries Domain	LBD 基因
APL	acute promyelocytic leukemia	APL 基因
ASL	asymmetric leaves2-like	ASL 基因
Dof	DNA-binding one zinc finger	Dof 基因
bHLH	basic Helix-Loop-Helix	bHLH 基因
t	time	时间
h	hour	小时
min	minute	分钟
r	revolution	转速
T	temperature	温度
c	concentrantion	浓度
Imx	immature xylem	未成熟的木质部细胞
Cal	callus cells	愈伤组织
rC	regenerated cambium	再生形成层
rPh	regenerated phloem	再生韧皮部细胞
Xy	xylem	木质部
GO	Gene Ontology	基因本体论

续附表3

缩写词	英文全称	中文全称
KOG	euKaryotic Orthologous Groups	蛋白真核同源
COG	Clusters of Orthologous Groups	蛋白质原核同源
RIN	RNA Integrity Number	RNA 完整性指标
KEGG	Kyoto Encyclopedia of Genes andGenomes	京都基因与基因组百科全书
WGCNA	weighted gene co-expression network analysis	加权基因共表达网络分析
PCA	principal component analysis	主成分分析
ABA	abscisic acid	脱落酸
BR	brassinosteroide	油菜素内酯类化合物
GA	gibberellin	赤霉素
CTK	cytokinin	细胞分裂素
IAA	indole-3-acetic acid	吲哚乙酸
FPKM	Fragments Per Kilobase of exon model per Million mapped reads	每千个碱基的转录每百万映射读取的序列
BHA	butylated hydroxyanisole	丁基羟基茴香醚
ETH	ethylene	乙烯